脳科学でわかった!

80歳からでも若返る すごい脳活おりがみ

創作おりがみ作家・一級建築士
伊達博充 著
脳科学者
西 剛志 監修

あさ出版

はじめに

86歳現役建築士の毎日おりがみ生活

おりがみで脳が活性化する⁉

80歳のとき、創作おりがみにはまり、6年が経ちます。創作おりがみとは、新しい折り方で作ったおりがみのことです。

歳を重ねると、脳が老化してきて、意欲がなくなったり、記憶力が落ちてきたりする、と聞きますが、私の場合は逆です。

アイデアが湧いてきて、新しいおりがみに日々挑戦していますし、86歳になったいまも、東京青山に事務所を構え、建築士として都内のマンション等の設計を手掛けています。

そんな私が最近よく感じることがあります。それはおりがみを始めて脳がやわらかくなったということです。

脳科学者の西剛志先生いわく、

「伊達さんは、おりがみを折ることで、脳がどんどん活性化しているんですよ。おりがみのように細かく手を動かすことが脳の老化防止に役立つという証拠（研究データ）もたくさんあります」

おりがみがなんかよさそうだとはうすうす思っていましたが、正直、そんなに脳にいいとは知らず、驚きました。

ならば、「西先生におりがみと脳の老化防止効果について詳しく伺うとともに、私が普段折っている創作おりがみを多くの人に知ってもらい、脳活に役立ててもらいたい」、そんな思いから、本書の企画がスタートしました。

孫にせがまれて創作おりがみを作り始める

そもそも、私が創作おりがみに夢中になったのは新型コロナウイルスが蔓延し始める前の、2019年秋のことでした。

ある日、当時4歳の孫に「おじいちゃん、恐竜を折って！」とせがまれました。孫は折り図（折り方の図）の入った本とおりがみを手に持っていました。

「どれどれ」と本を見ると、あまりに工程が多くて難しい。大人の私でさえ折るのがやっとでした。「これは4歳の小さな子が折るのには無理がある」と思って、紙と格闘。2枚の紙（チラシ）を組み合わせて、かんたんに折れる恐竜を考案し、孫に渡しました。

かんたんに折れるから、これなら孫も夢中になるだろう、と思いました。孫は一瞬よろこびましたが、すぐに飽きてせっかくの恐竜のおりがみはポイッとゴミ箱行き。おりがみに夢中になったのは、ほかでもない私のほうでした。以来、毎日、時間を見つけては創作おりがみを折って楽しんでいます。

おりがみは難しくてはいけない

仕事柄、厚紙で建築物の模型を作ることもあり、紙にはなじみがありました。恐竜のおりがみを作ったとき、少し変化させることでペンギン（78ページ）ができました。そのとき、私はおりがみの可能性にあらためて目覚めました。

紙だから手軽に自由自在に作品を作ることができます。私の子どもの頃は、学校でもおりがみを教えていました。おり

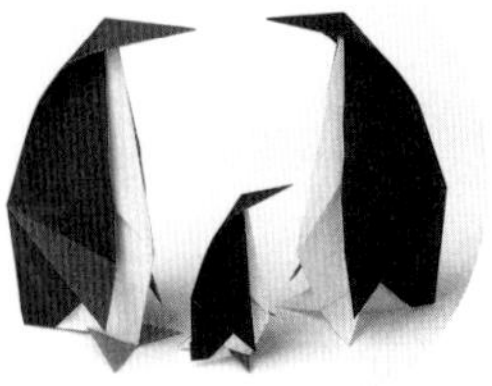

がみは子どもから大人まで楽しめる万人のものだとあらためて気づきました。

一方で、最近のおりがみの本を見たとき、リアリティを求めるあまり、折り方が複雑になりすぎていると感じました。しかも、おりがみは「正方形《せいほうけい》一枚《いちまい》折《お》り」がよいとされます。切らずに正方形の紙一枚で折るのがいい、という昔からのおりがみの考え方です。

私は、この考えにこだわらなければ、もっと自由に簡単に折れるのにと思いました。切ってもいい。のりを使ってもいい。正方形にこだわらなくていい。紙を組み合わせてもいい。チラシを使ってもいい。包装紙を使ってもいい……。

どんなふうにあつかっても自由。

そうすれば、自由な発想で自分らしい創作おりがみを作ることができます。

簡単であれば、親から子へ、子から孫へと、この素晴らしいおりがみが折り継がれていきます。しかも、折り方は永遠に伝承できます。

だから、私は、自由で、簡単で、楽しいおりがみを目指しています。

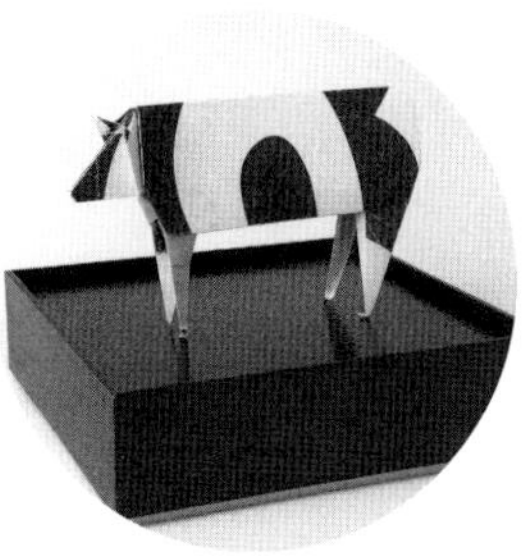

自分なりの工夫やひらめきがよろこびと楽しみをもたらす

創作おりがみを作るときには、イメージをもつことが大切です。犬ってどんなイメージだったかな、と頭の中で考える。動物図鑑などでもっとも特徴的な姿のイメージをつかむ——。

そして、そのイメージにしたがって、手を動かし、おりがみで形を折っていきます。

考えながら手を動かし続けていると不思議なもので、あるとき、はっとひらめきが生まれます。

建築もそうですが、おりがみもこのひらめきが大切だと思います。**ひらめきは、何もしなければ、降りてはきません。必要なのは情熱です。**

情熱をもって取り組んでいると、ひらめきは降りてきます。

また、アイデアが浮かんだ瞬間は、何物にも代えがたいよろこびがありますし、何よりも「やったー!」というよろこびや幸福感に包まれます。

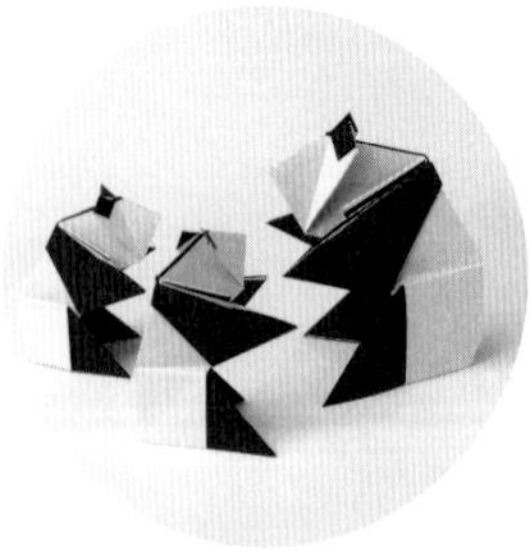

毎日おりがみ生活を始めませんか？

おりがみはお金もほとんどかからず、ひとりでもできます。

折るのに時間もそれほどかかりません。たとえば、本書の猫を折るのに、ゆっくりやっても10分くらいでできあがります。

場所もどこでもできます。

いちばんの魅力は、楽しい作業であることです。

しかも、脳を活性化するさまざまな効果も期待できます。

であれば、始めない手はありません。

私は毎日おりがみを折っています。

あなたも一緒に毎日おりがみ生活を始めませんか？

伊達博充

おりがみのスゴい効果がわかった

みなさん、こんにちは。脳科学者の西剛志です。

今回伊達さんのおりがみの本を監修させていただくにあたり、世界中の指先と脳に関する研究を調べる中で驚いたことがたくさんありました。

手を細かく使っておりがみを折ることや、作品を生み出したり、マニュアルを読んで人に折り方を教えたりすると、脳の老化を防ぐことができる、ということが最新の研究でもわかってきているのです。

おりがみは脳を活性化するのに最適な作業で、効果もいろいろです。

その一例を紹介すると……。

【おりがみによる脳活性効果】

- 細かい指の動きは脳のあらゆる部分を活性化させる
- おりがみを折ると認知機能が上がる

- おりがみで言語力がアップする
- 指の動きを速くするだけで、ついうっかりがなくなる
- 指先に注意を向けると「あれ、どこに置いたっけ？」がなくなる
- 先を想像して折ると判断力まで高まる
- 制限時間を設けて折るとやる気が出て疲れにくくなる
- 人に教えることは認知症まで遠ざける効果がある

いかがでしょうか？

本書では、このようなことを、エビデンス（＝証拠）を示しながら、伊達さんと会話形式で紹介しています。

調べれば調べるほど、おりがみのスゴさがわかり、また、伊達さんが「なぜ、86歳にもなって現役の建築士でいられるのか？」「なぜ、あんなにも元気で生き生きとしていられるのか？」、その秘密が理解できたような気がします。

伊達さんが考案した創作おりがみは、2枚の紙を組み合わせたり、切り込みを入れたり、時には大きさの違う紙を使ったりと、型破りな方法で作られています。

それらは、みなさんが自分の創作おりがみを作るときのヒントにもなることで

しょう。

本書で紹介している伊達さんオリジナルのおりがみを折り、おりがみの楽しさを知り、さらに自分のオリジナルのおりがみにチャレンジする。

そんなふうになったなら、そのとき、きっとみなさんの脳は活性化して、もっと元気になっているはずです。

脳は何歳からでも若返る。

ぜひ、おりがみで脳活を始めてみてください。

西剛志

もくじ

脳科学でわかった！
80歳からでも若返る
すごい脳活おりがみ

第2章 おりがみに慣れる 脳活おりがみ【準備編】

第3章 脳がよろこぶ 脳活おりがみ【基本編】

もくじ
脳科学でわかった！
80歳からでも若返る
すごい脳活おりがみ

第4章 脳がよろこぶ 脳活おりがみ【アレンジ編】

もくじ

脳科学でわかった！
80歳からでも若返る
すごい脳活おりがみ

第5章 おりがみにプラスしたい脳にいい習慣

構成……小川真理子
イラスト……坂川由美香
本文デザイン・DTP……辻井知（SOMEHOW）
企画協力・写真……森モーリー鷹博

第1章

おりがみが
脳にいい
これだけの理由

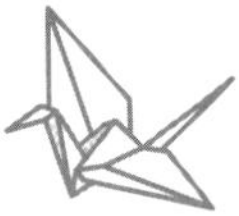

脳の老化にストップをかけるのが指先の力

歳を取るほど指の動きが遅くなる

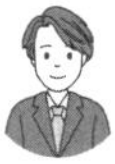

伊達さんがおりがみを折るときの指の動きを見ると脳が若々しいのだなということがわかります。

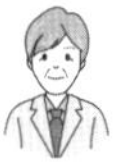

指の動きと老化は関係があるのですか。

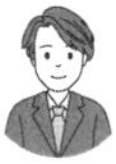

理由は明らかになっていませんが、多くの人は脳の老化によって動きが遅くなっていると予想されます。脳の運動野《うんどうや》や前頭前野《ぜんとうぜんや》が指令を出して、指は動いているからです。

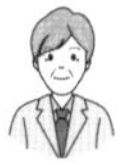

そういえば、おりがみに熱中するようになった頃から、あらゆることに対する意欲が高まった気がしています。脳科学的に見て、おりがみはどれぐらいアタマにいいものなのでしょうか？

精密な手作業で脳の老化は遠ざかる

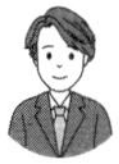

実は、脳の老化防止に役立つという科学的エビデンスが次々と明らかになっています。ということで、この章では、おりがみが脳に与える素晴らしい影響を、順を追ってお話ししていきましょう。

まず、指の運動と脳の関係です。

おりがみは指先を使って折りますよね。

手の動きは、**「握力把握」**と**「精密把握」**の2つに大別できます。

握力把握は、ボールや鉄棒などを握る単純な動きです。

精密把握は、細かなものを箸でつまんだり、紙を折ったりするなど器用さが必要な動きをいいます。

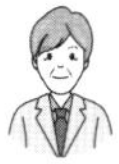

すると、おりがみは動きとしては「精密把握」ですね。

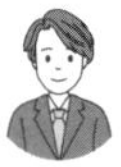

その通りです！　近年、この2つは、それぞれ脳のまったく違う部分を活性化させることがわかってきています。

握力把握では、脳の運動野（運動をつかさどる場所）だけが活性化します。

一方の**精密把握では、認知機能（理解したり、判断したり、論理的思考をする機能）をつかさどる前頭前野を含めた脳のあらゆる場所が活性化します。**具体的にいうと、イメージをつかさどる「運動前野《うんどうぜんや》」や「帯状皮質運動野《たいじょうひしつうんどうや》」（「これをやったら楽しそう」「これをやったら達成感を感じられそう」と認知する場所）、「後部頭頂皮質」（指先で触れた物体の形状などを識別する場所）が、活性化します。

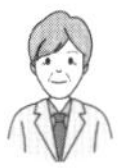

精密把握である、おりがみのような作業をするだけで、認知機能が上がり、脳の老化がストップするということでしょうか？

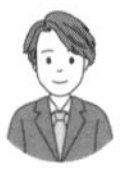

はい。おりがみによる認知機能の向上は、脳の老化防止に期待がもてるといえるでしょう。

握力把握と精密把握

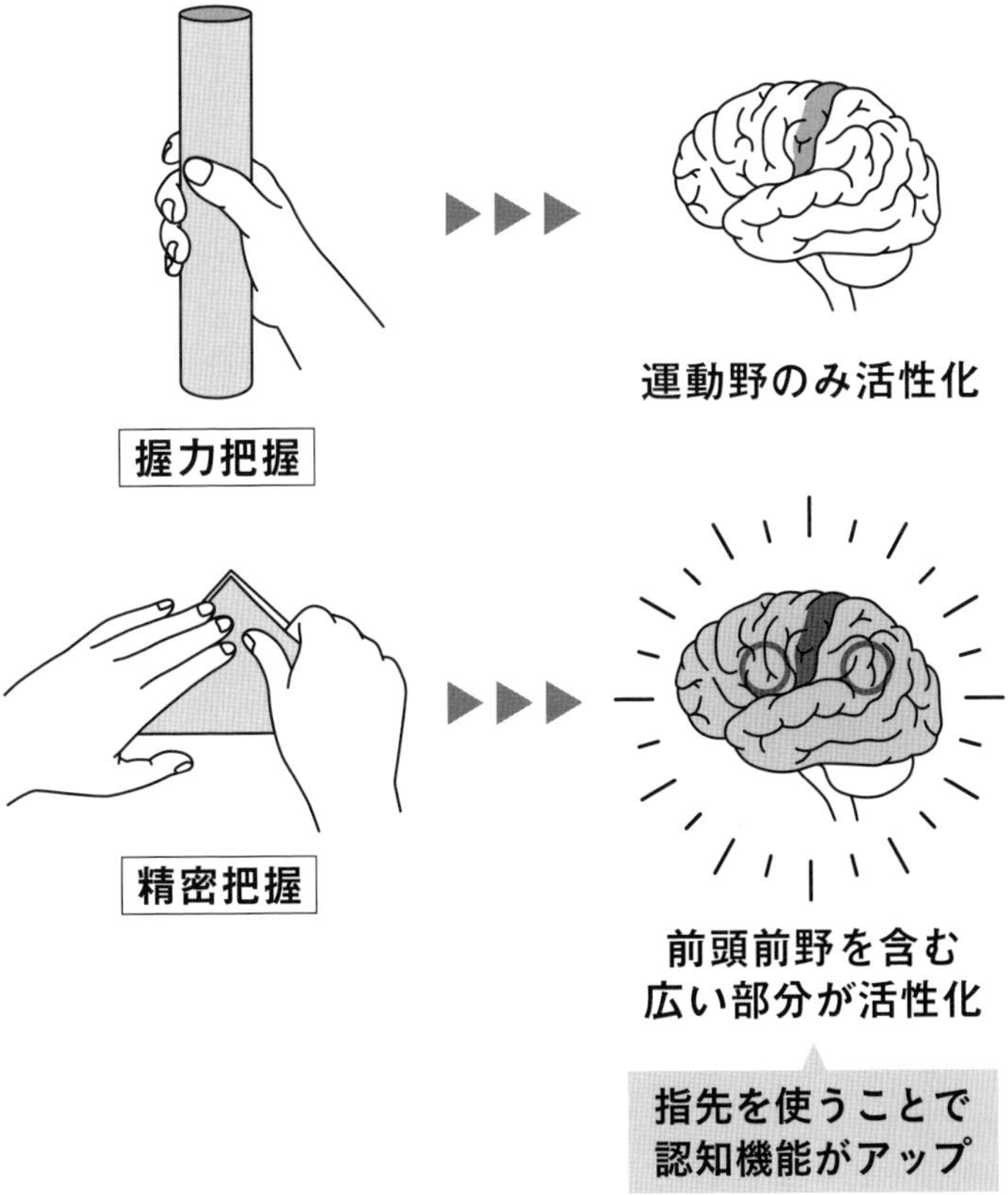
運動野のみ活性化
握力把握
精密把握
前頭前野を含む
広い部分が活性化
指先を使うことで
認知機能がアップ

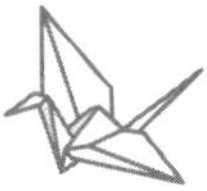

おりがみを折るともの忘れが減る

指先を使うと集中力がアップする

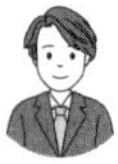

人類による文明が大きく発達してきましたが、それはほかの動物ではできませんでした。では、人類にできたのはどうしてだと思いますか？

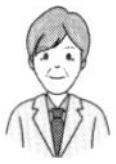

それは、道具を使えたからでしょう。

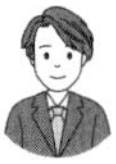

さすがですね。人類は手先が器用で武器や道具を作れた。ほかの動物はそれができなかったし、いまもできません。人類は手とアタマ（脳）を使って文明を発展させてきたといえます。さらに、人は手を使って作業しているとき、指の先端に注目する習性があります。

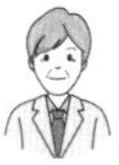

なるほど。そういえば、昔の話ですが、英単語を覚えたいときには、指でたどっていた記憶があります。関係ありますか？

あります。何もしないで覚えるより、指で文字をたどりながら覚えたほうが、記憶力は上がります。また、何もしないで目視するよりも、指で差して目視するとミスが減ることもわかっています。電車の運転席や駅のホーム、工事現場で、指差し確認をしている光景をよく見かけますよね。

要するに、指先を使うと、自然と集中力が上がるんです。

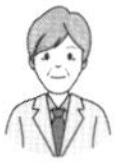

たしかに、おりがみを折っていると、すごく集中しますね。

実は、その**集中力こそ**、**記憶力の正体**なんです。

「0・3秒見る」習慣で「どこに置いたっけ？」が減る

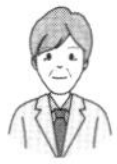

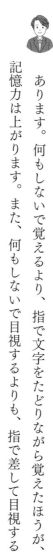

どういうことですか？

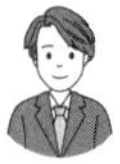

よく歳を取って記憶力がなくなってきたという方がいますが、歳を取ったから、というよりも、「集中力が落ちたために記憶力がなくなってきた」というのが正しい表現だと思います。

たとえば、**目で見た対象物は、「0・3秒見る」と長期記憶に移行する**、という研究があります。

伊達さんの高齢のお友達に、「あれ？　家を出るときに鍵をかけたかな？」と心配になる人っていませんか。

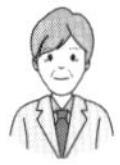

私の妻がそうです。

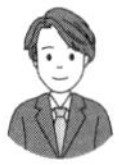

実は、それは、鍵をかけたかどうかを忘れたのはではなく、鍵をかけるところを「0・3秒」見ていなかったからなんです。メガネをどこに置いたかわからなくなるのも、メガネを置いたところを「0・3秒」見ていなかったから……。

つまり、**0・3秒集中して見るだけで、記憶力が増す**というわけです。

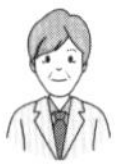

なるほど。だとしたら、おりがみをやり続けて集中力が高まると、「あれ、どこに置いたっけ？」がなくなりそうですね。

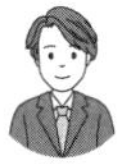

その通り。教育の現場でよく知られていることに「**学習の転移**」というものがあります。これは、簡単にいうと、学習したことがほかの学習に影響を与えるということです。

たとえば、英語ができるようになると、スペイン語やドイツ語もできるようになります。なぜなら、学習の型を覚えるため、他の分野にも影響して学習しやすくなるためです。

つまり、伊達さんのように、**おりがみで指先に集中する状態を繰り返していると、知らないうちにものを集中して見る習慣が身につき、それが「0・3秒」以上見る行為につながり、「鍵をかけたかな」と不安になったり、「メガネをどこに置いたかな」と探すことを減らす可能性があるわけです。**

何歳になっても脳のネットワークは進化する

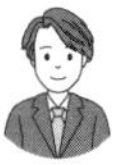

ピアノの上手下手は脳の神経細胞の動きが影響していた

あるピアニストの研究で、指を速く動かせるピアニストのほうが、より脳の神経細胞が活動していることがわかりました。つまり、**指を速く動かせるかどうかは指の筋力の違いではなく、脳の活動状態の違いだった**というわけです。

いってみれば、歳を取るといろいろなところの筋力が衰えますが、指を速く動かすことに関しては、筋力はあまり関係ないということです。

実際に**歳を取っても指を速く動かす練習をすると、認知機能が上がる**、という研究結果もあります。これは、指を速く動かすことで、神経細胞が活性化するためです。

高齢者でも神経細胞は活性化しますか？

60歳以上でも、あきらめる必要はありません。個人差はありますが、**練習で指を速く動かせるようになるにつれて、神経細胞の活動が増えていきます。**

意外です。歳を取ると脳の神経細胞は減るものだと思っていました。

基本的に加齢によって神経細胞の数は減ります（ただし、一部の神経細胞は増えます。第5章で詳しく説明します）。

しかし、**神経細胞同士をつなぐネットワークを増やすことはできます。**刺激を与えると、このネットワークが増えることがわかっています。脳にとって神経細胞同士のネットワークを増やし、質を高めることがとても大切なのです。

神経細胞が減ってネットワークが増える？

わかりにくかったですかね。たとえば、脳を損傷して、足が動かなくなった人でも、リハビリを行って歩けるようになった、というケースはよくあります。

これは脳の損傷した部分はそのままでも、神経細胞のほかのネットワークをつなぐことで、補われて、歩けるようになるためです。**何もしなければ、ネットワークはできませんが、動かそうと刺激を与えると、神経細胞がつながって、動作するようになります。**

神経細胞は何歳になってもつながり、活性化する

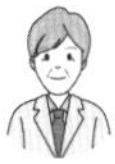

なるほど、刺激を与えることが大切なんですね。

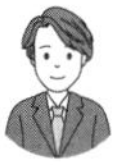

その通りです。少し難しくなりますが、神経細胞と神経細胞をつなぐ「スパイン」という神経細胞があって、刺激を与えると数分でスパインが細胞からニョキニョキたくさん出てきます。

細胞を介してスパイン同士がつながると、新しい神経ネットワークができるのです。ネットワークは大人になってからでもいくらでもできます。つまり、**私たち人間は歳を重ねてもまだまだ進化できる**というわけです。

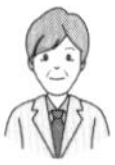

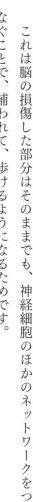

それは嬉しい。「人間の脳は6歳までに90%以上が完成する」と聞いたことが

あります。小さい子どもを見ると、まだまだ伸びしろがたくさんあると思ってきましたが、私たち高齢者も捨てたもんじゃないんですね。

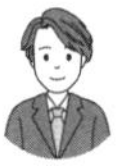

「脳の発達は6歳まで」といまも信じられていますが、それは古い常識。私はその常識を打ち破っていきたいと思っています。大人だってまだまだ捨てたもんじゃありません。

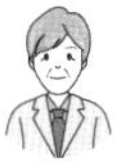

でも、私のように80歳を過ぎても大丈夫ですか？

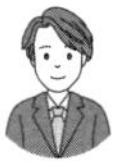

もちろんです！　指を動かすことで、刺激になり、脳の神経細胞同士のネットワークがつながる可能性は大いにあります。

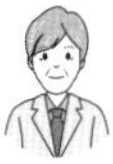

アルツハイマー病の予防にもなりますか？

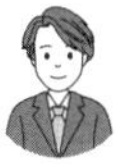

期待できるかもしれません。重度になってしまうと難しいかもしれませんが、軽度の場合は、トレーニングによってアルツハイマーの進行を遅らせることができることもわかっています。

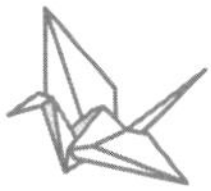

おりがみで「あれっ、名前が出てこない！」がなくなる

会話から「あれ」「これ」「それ」が消える？

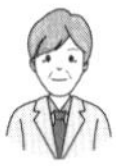

高齢になると、人の名前が出てこなかったり、いろいろなものの名前が思い出せない人もいますよね。「ほら、あの人、誰だっけ？」とか、「あれ」とか「これ」とか、指示語がやたらと多くなったり（笑）。そういうのも、おりがみを折ることで減る可能性はありますか？

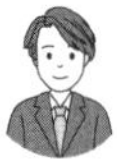

そうですね。おりがみを折ることで言語力が上がることがわかったという研究はあります。

この研究では、19人の被験者を集めて3週間、おりがみやほかの手を動かす訓練をしてもらいました。その結果、2つのことがわかりました。

ひとつは訓練期間の前後で、**手先の器用さが上がった**こと。

もうひとつは、意味言語課題（言葉の意味をいってもらう課題）で、**言葉の意味を回答するスピードが速くなった**ことです。

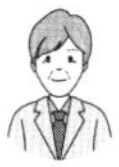

言葉の意味をパッと答えられないのと、人の名前が出てこないのとは、少し違うような気もしますが。

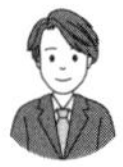

因果関係はまだよくわかっていませんが、この実験がそもそも、絵を見せてそれが何かをパッといえるかどうかを問う形で行われたことを考えると、記憶を引っ張り出して言語化する能力はおりがみによって上がったといえるでしょう。
そう考えると、おりがみを折ることで、会話の中の「あれ」や「これ」などがなくなることが期待できるとも考えられます。

おりがみで「頑固老人」から「穏和老人」へ

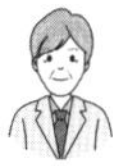

ほかにはどんな研究がありますか？

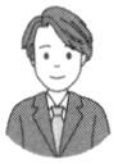

海外の研究ですが、実際におりがみのトレーニングをしたことで、「女性のメンタルローテーション力が高まる」という研究もあります。

メンタルローテーション力とは、たとえば、積み木で何かを作るときに、それを回転させると、どんな形になるか、頭の中で想像する力のことです。ＩＱを測るときに、複数積まれている積み木を、裏側に隠れているものまで数える、という問題があります。メンタルローテーション力があるかを見る問題です。

営業の方で、お客様に見えるように資料を渡すと、自分がまったく読めなくなる人がいます。これは、メンタルローテーション力が弱いためです。

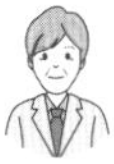

年齢とメンタルローテーション力は何か関係がありますか？

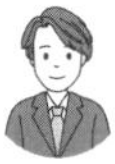

歳を取ると、メンタルローテーション力は下がる傾向にあります。視点が固定されてしまい、いろいろな角度からものを見るのが難しくなります。昔はそうでもなかったのに、高齢になって頑固になるのはこのためです。

おりがみを続けてメンタルローテーション力が上がると、頑固さがなくなり、穏和な性格になる可能性もありますね。

頭の中で想像してみる

**下の積み木を上から見たときと
横から見た時の見え方を考えてみよう！**

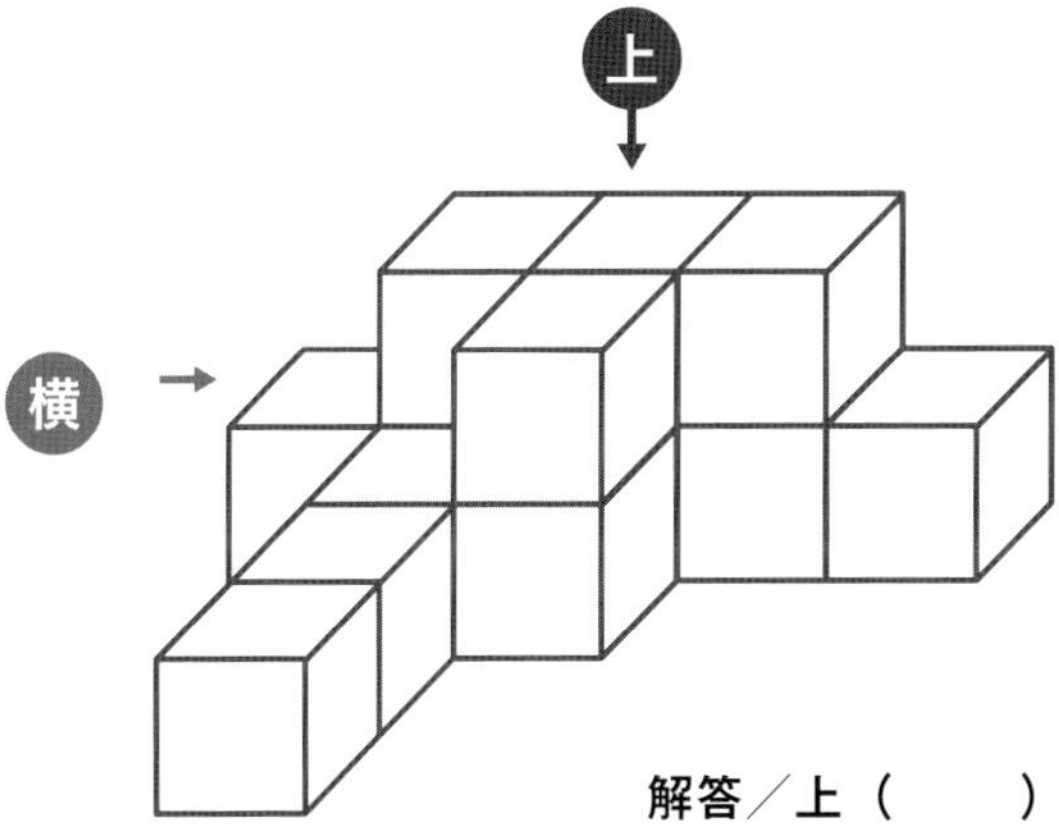

解答／上（　　）横（　　）

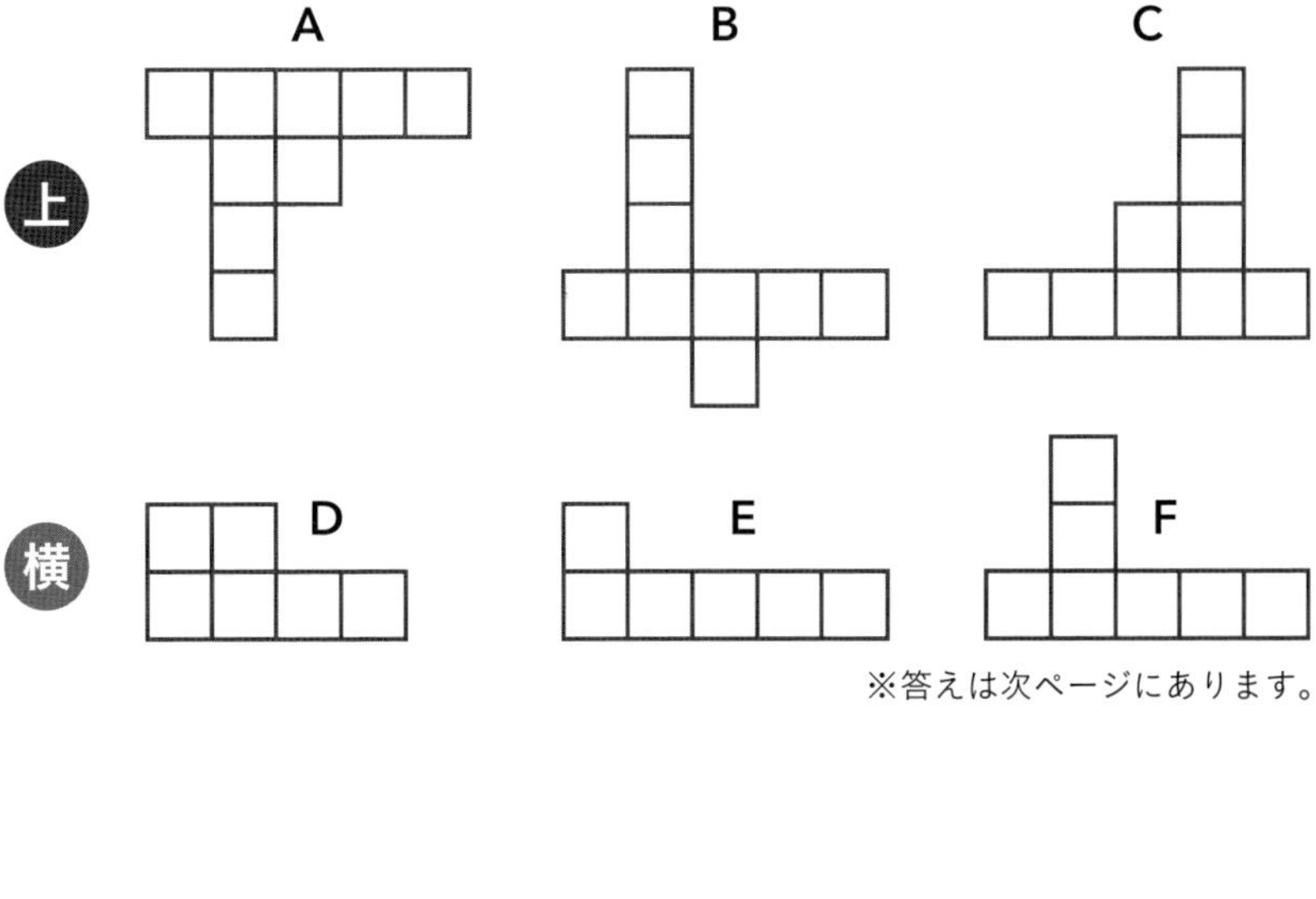

※答えは次ページにあります。

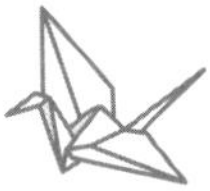

脳は新しいことに チャレンジするのが好き

新しいことへのオープンな態度と柔軟な思考が脳にいい

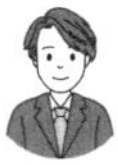

パンダにゴジラに犬……。伊達さんのおりがみは、どれをとってもオリジナルなものばかりですね。

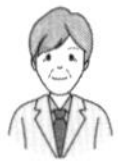

自分で工夫して、ああでもない、こうでもないって、やっているのが楽しいんですよ。

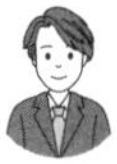

それ、脳の老化防止にかなり役立っていると思います。

「創造性には、新しいことに対してオープンな態度と、柔軟な思考が必要」ということがわかっています。

31ページの答え…上（A）、横（D）

保守的な人は新しいものを作り出すのが苦手です。たとえば、電化製品で新製品に興味がない人は、創造性が乏しい傾向にあります。

常識にとらわれていて、柔軟な思考ができない人もそうです。離れた場所に暮らす人とのコミュニケーションは電話が当たり前、と思っていたら、メールでのやりとりは生まれていなかったわけです。

伊達さんも保守的というより、柔軟な思考をされるほうですね。

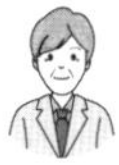

それは、あるかもしれません。おりがみでも、昔からある伝統的な折り方をベースにしつつも、自分で紙をいじりながら、オリジナルを作るのが楽しいです。

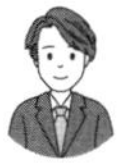

その発想こそが大事なんです。

おりがみで4つの認知機能をトレーニング

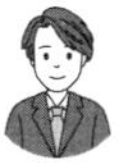

もうひとつ、2020年におりがみについての論文が出ましたので紹介しておきましょう。

おりがみは科学的に見ると4つのプロセスに分けられます。

「**説明書きを読む**（**リーディングプロセス**）」……言語機能を使う。

「**意味を構築する**（**リフォーミュレイティング**）」……言葉の意味を頭の中でイメージして折る。

「**再概念化**（**リコンセプチュアライジング**）」……2次元を3次元に変換する。説明書き（2次元）を見て、頭の中で立体的にイメージ（3次元）すること。

「**評価する**（**エヴァリュエイト**）」……頭の中で、できたものと説明にあるものが一致するか確認する。


科学的に見ると、おりがみを折ることは、この4つの認知機能を使っている。つまり、**おりがみの本や折り図を見ておりがみを折るのは4つの機能のトレーニングを同時にしているようなもの**ともいえます。

伊達さんは毎日おりがみを折っていますよね？

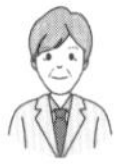

はい、時間を見つけては折っています。最初はおりがみの本を買っては折っていましたが、いまはもっぱら動物の写真集を見ては、こういうふうに折ろう、あいうふうに折ろう、と考えている時間がほとんどです。

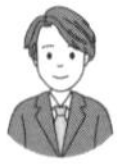

なるほど。脳が若々しいと感じる理由がわかったような気がします。

おりがみと4つの認知機能

① 説明書きを読む
言語機能を使う

② 意味を構築する
言葉の意味を
イメージして折る

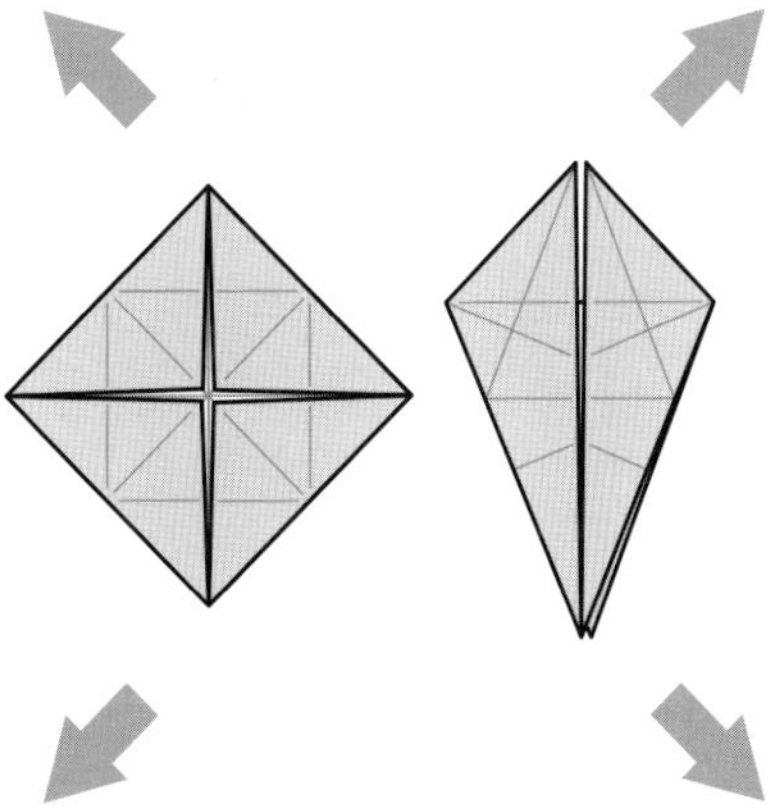

③ 再概念化
説明書きを
立体的に捉える

④ 評価する
できたものが説明と
合っているか確認する

脳は「生きがいに」によって若返る

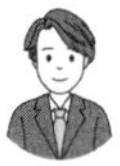

大人になっても神経は再生される

この章の最後に、脳は何歳になっても若返るというお話をしておきましょう。

アメリカのラッシュ大学で発表された「**生きがいのある人**」**は脳が萎縮しても認知機能が高い**、という有名な研究結果があります。

この研究は250人の高齢者を10年調査し、亡くなったときにそれぞれの脳を解剖したものです。

その研究では、**生きる目標がなかった人に比べ、生きる目標があった人は、アルツハイマーの病変があったとしても高い認知機能を維持していた**、ことがわかったのです。

見た目はアルツハイマー病と診断するような病変があったけれども、認知機能を調べてみると、結構高かった、というケースです。

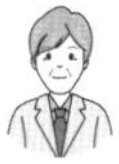
アルツハイマーなのにボケていなかったということですか？

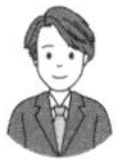
その通りです。少し専門的な話をすると、β－アミロイド（脳で作られるタンパク質の一種）が排出されずに、脳の中にたまってしまうと、健康な神経細胞やシナプスを傷つけ死滅させるため、脳が萎縮します。その結果、アルツハイマーになるといわれます。

しかし、生きがいのある人は、脳が萎縮しても、高い認知機能を保っていたというわけです。これ、なぜだと思いますか？

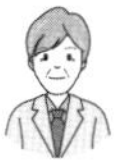
先ほどの話に出てきた歳を取ってもつながる脳のネットワークと何か関係がありますか？

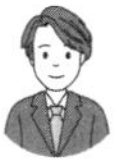
はい。**生きがいのある人のほうが、脳のネットワークが豊富なため、認知機能が保たれていた**、と考えられています。

もっといえば、「生きがいがない人」は老化が進みやすい、ということです。

男性で、奥さんが亡くなると、急激に老けてしまうパターンが結構あります。それは、「老後は奥さんと一緒に○○をやろう」と思っていたのに、奥さんが亡くなったことで、急に生きがいや目標を失ってしまうからです。もう生きる意味はない、と考えて一気に老けてしまうんです。

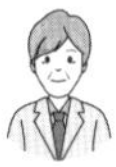

妻と一緒の趣味があってもいいけれど、自分ひとりでもできる趣味があるともっといいわけですね。それが、生きがいになるようなものだとさらにいい。

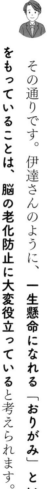

その通りです。伊達さんのように、**一生懸命になれる「おりがみ」という趣味をもっていることは、脳の老化防止に大変役立っている**と考えられます。

趣味の数と認知症のリスクの関係という研究結果もあります。

趣味が多いほど認知症になるリスクが下がります。だいたい30％下がります。おりがみに限らず、**何か趣味がある人、夢中になるものをもっている人は、脳が老化しにくいのです**。しかも趣味の数が多いほどいいんです。

女性は4個、男性は5個あると、認知症のリスクがいちばん下がる、という結果でした。

第2章

おりがみに慣れる脳活おりがみ

【準備編】

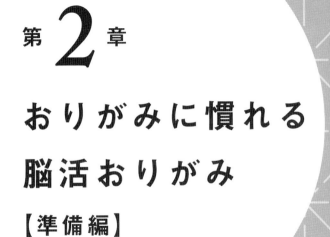

4ステップの指エクササイズで認知機能を改善しよう

西式フィンガーエクササイズの4ステップ

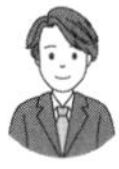

第1章では、おりがみが脳にいい理由を紹介させていただきました。第2章からは実際に手を動かしながら脳を活性化していきましょう。

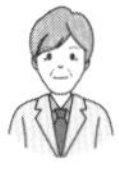

はい。まずは準備運動からですね。

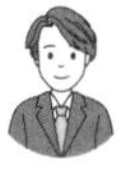

16ページで「指先を動かすことで認知機能が上がる」というお話をしましたが、指のエクササイズを60～70歳の１００人にやってもらったところ、認知機能が上がることがわかりました（脳卒中患者のリハビリにも使えるようです）。

具体的には次の認知機能が上がりました。

- 指の動きの速さが格段に上がる（60～70歳）
- 注意力が上がる
- 短期記憶力が改善する

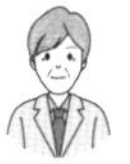

すごいですね。

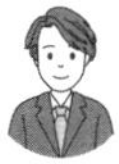

はい。そこで、できる限り脳科学的に効果が出るように、文献よりも「複雑な動き」を入れてアレンジしたエクササイズを紹介します。題して**西式フィンガーエクササイズ**です。

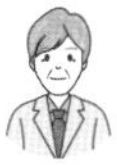

おりがみの準備運動にもよさそうですね。

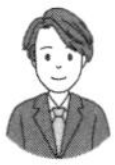

最初はゆっくりでいいですが、慣れてきたら、この4ステップを速くできることを目指してください。認知機能アップが期待できますし、何よりもおりがみがきれいに、そしてスムーズに折れるようになるでしょう。

西式フィンガーエクササイズ

ステップ1 指を握る

左手で右手の親指から小指まで、順番に1本ずつギュッギュッと握る。終わったら、反対に小指から親指まで順番にギュッギュッと握るのを左右行う

1セット×5回

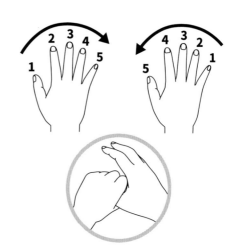

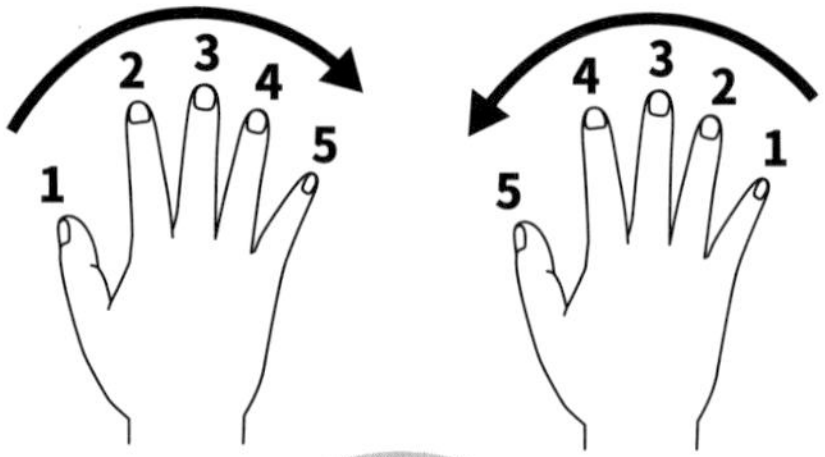

ステップ2 グー・パー

「グー」「パー」を両手で同時に行う

1セット×20回

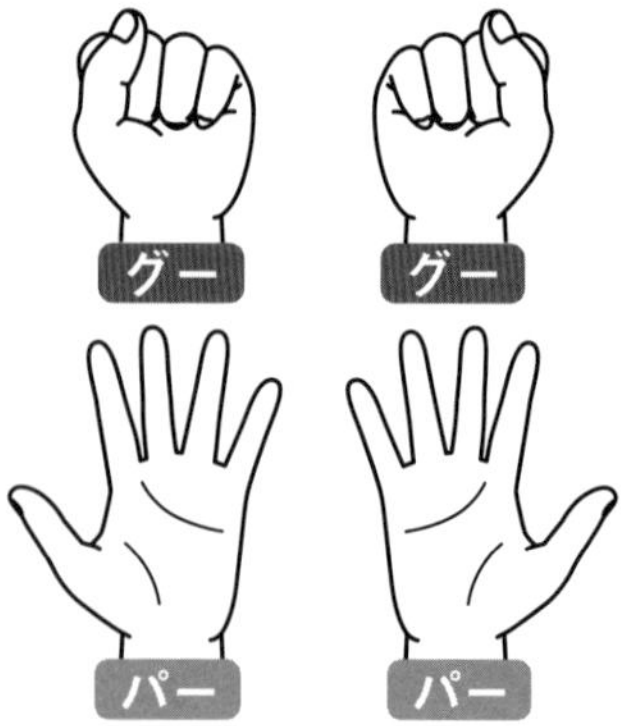

終わったら、交互に「グー」「パー」を行う（右手が「グー」のときは、左手は「パー」）

1セット×20回

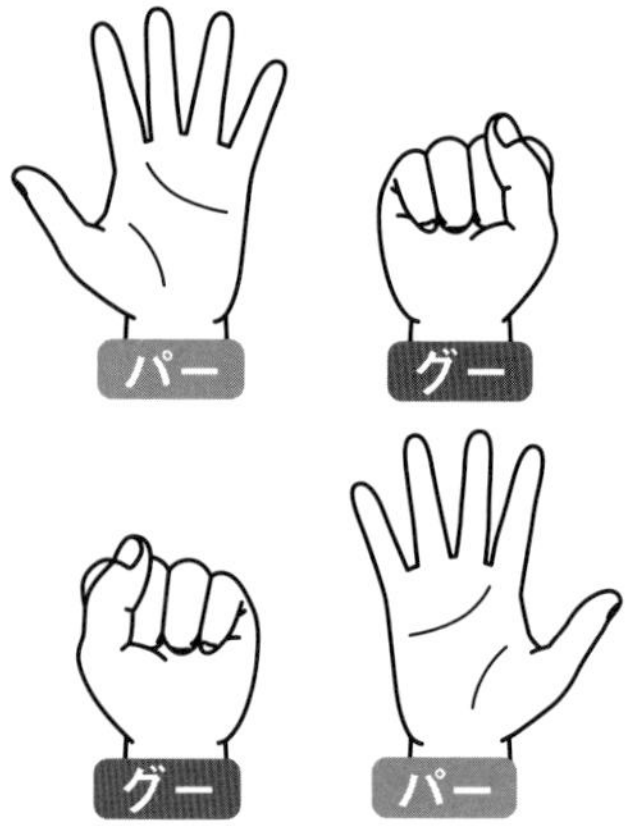

ステップ3 指を伸ばす

片方の手で拳を作り、反対の手で親指から順番に小指まで順番に伸ばして開いていくのを左右行う。終わったら、今度は反対に小指から順番に親指まで伸ばして開いていくのを左右行う

1セット×5回

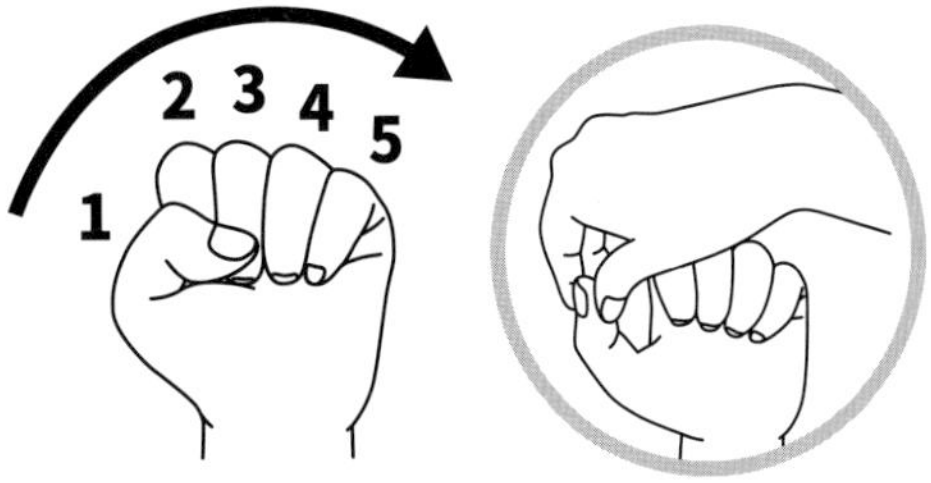

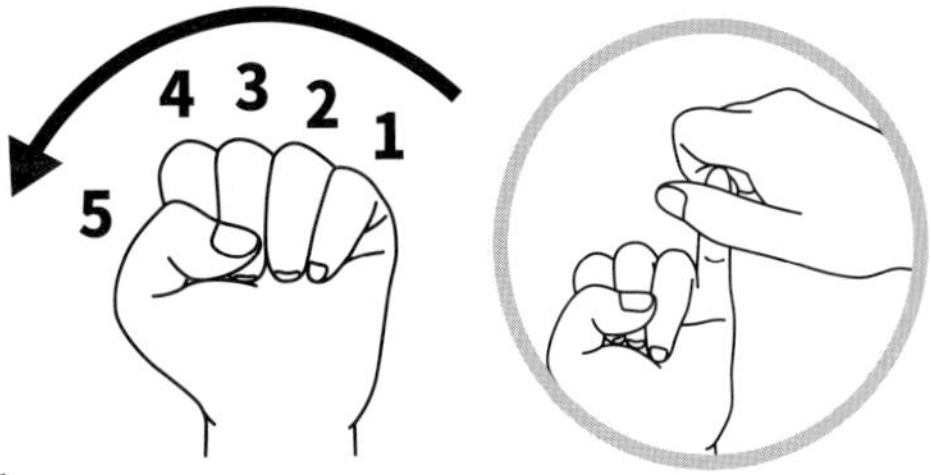

ステップ4 指を合わせる

両手を親指から小指まで順番に合わせていく。小指まで合わせたら今度は小指から親指を合わせていく

1セット×20回

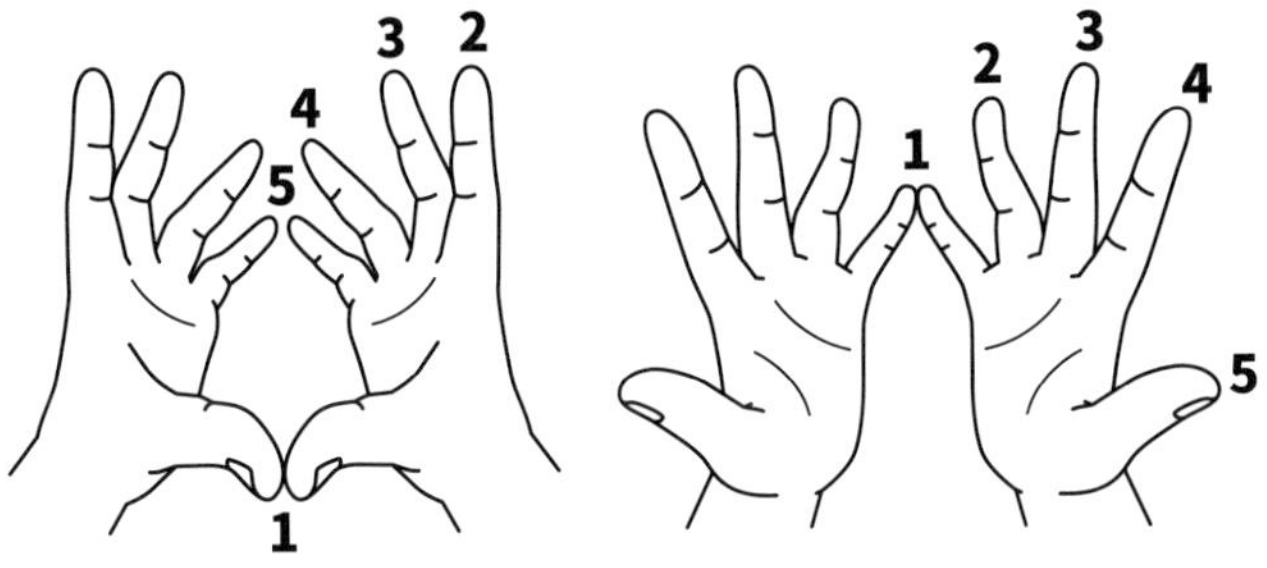

速く折れるようになって どんどん脳を活性化しよう

速く折れるとやる気が上がる

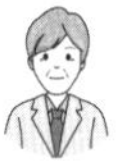

これまで何度か「速く折る」という話が出ていますね。私は、「おりがみはていねいに折る」ということを信条としていますが、脳の活性化には速く折ることも大切なのですか？

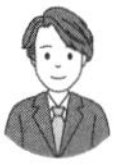

ピアノの例でもお話ししましたが、**速く折るのは、記憶力の向上や脳のネットワークを増やすのに効果的**です。ただ、それともうひとつ大事なことがあります。

それは**速く折ることには、やる気を上げる効果がある**ということです。

理化学研究所の脳に関する研究では、作業をやってもらうだけじゃなく、残り時間を示しました。すると、脳の側《そく》坐《ざ》核《かく》という部分が活性化することがわかりました。

側坐核は神経伝達物質のドーパミンで快感を覚える場所です。ドーパミンはやる気ホルモンともいわれます。

たとえば、子どもに単に「勉強しなさい」といってもやる気が上がりませんが、「あと10分で計算問題と書きとりをやって」というと、ものすごく意欲が出てきます。側坐核がドーパミンで活性化するからです。

もちろんおりがみを折るときも、時間を決めて速く折ると、意欲が出てきます。

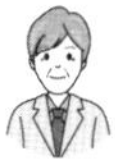

たしかに、移動の電車の中で折っていて「あと5分で目的の駅に着く」と思うと、勝手に手が速く動きます。もりもりとやる気ホルモンが出ていたんですね。

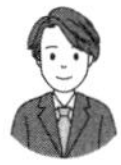

おそらく。それと、側坐核が活性化すると、脳の前頭前野《ぜんとうぜんや》の活動が低くなることがわかっています。前頭前野は疲れを感じさせる場所です。だから、側坐核が活性化すると疲れにくくなります。

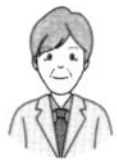

では、制限を設けないでおりがみを折るよりも、時間を決めて速く折ったほうがやる気が出るし疲れない、ということですか？

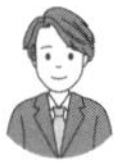

おっしゃる通りです。**側坐核はいわば「意欲脳」**です。

歳を取ると、ドーパミンは減っていくことがわかっています。だから、意欲がなくなっていきます。高齢の方に、「何が食べたい？」と聞いても、「別に食べたいものはない」と返事が返ってくることって少なくないと思います。

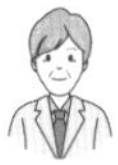

そうかもしれませんね。

現在のタイムを縮めるのを目標にする

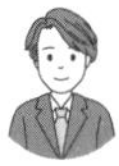

たとえば、「一緒にどこかに行こう」と誘われても、「出かけるのが億劫」というような高齢の方の場合、ドーパミンが少なくなっている可能性があります。

そんな方が周りにいらっしゃるようなら「一緒におりがみを速く折ってみよう」って誘ってみるのもいいと思います。そうすることで、**意欲脳を刺激できるので、ドーパミンが出て、老化を防げる可能性もあります。**

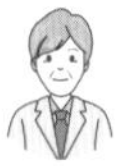

速く折るには、簡単なものがよさそうですね。

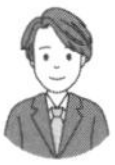

そうですね。おりがみの基本練習になるようなものが理想的です。
また、おりがみを折るスピードは個人差がありますので、一概にはいえませんが、1分で折れる人に「5秒で折ってください」というと、「到底ムリ！」と思ってしまい、意欲が減退します。
であれば、**まずはいまのタイムを明日は5秒縮めるようにする**、などの目標をもってもいいでしょう。もちろんタイムだけでなく正確性にこだわることも忘れずに。毎日折ると、精密把握（16ページ参照）のトレーニングにもなりますので、脳のいろいろな場所が活性化しますよ。

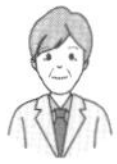

わかりました。それにぴったりなものがありますので、次の項目で紹介しましょう。それは、私が創作おりがみを折るときの基本形としている「**やっこさんベース**」と「**鶴ベース**」です。これなら初めての方でもきっと折れるでしょう。

脳活おりがみトレーニングをやってみよう

ていねいに折り筋を入れる

では、実際に手を使っておりがみを折っていきましょう。先ほども少しお話ししましたが、私が創作おりがみを折るときの基本形としている「**やっこさんベース**」と「**鶴ベース**」の折り方をトレーニングとして紹介します。

この2つの折り方は、トレーニングであると同時に、おりがみで作品を作る前の「折り筋」作りを目的としています。

● 折り筋…おりがみを折る際につける折り目。つけておくと折りやすくなる。

折り筋をしっかりつけておくと、おりがみを畳むように折ることができます。

この本では「やっこさんベース」を**基本折り筋A**。「鶴ベース」を**基本折り筋B**として紹介します。**この2つが伊達流脳活おりがみのベース**です。

第3章以降で、実際の作品を作るときにどちらの折り筋を使うかわかりやすいように、それぞれ「基本折り筋A」「基本折り筋B」と記載していますので、しっかりとかつ手早く折れるように練習してみてください。

まずは基本折り筋A（やっこさんベース）をマスター

● **基本折り筋A**（**やっこさんベース**）

伝承おりがみ（昔からあるおりがみ）のやっこさんが元になっています。複合おりがみ（2枚以上のおりがみでひとつの作品を作ること）で作る、「犬」や「猫」などの四つ足動物を作るときのベースになります。

● **基本折り筋B**（**鶴ベース**）

伝承おりがみの鶴が元になっています。「タンチョウヅル」や「ペンギン」などの鳥、とがった形の動物を作るときのベースになります。

私のおりがみのほとんどがこの2つの基本形から始まります。

さらにこの基本形を組み合わせたり、切り込みを入れたり、紙の大きさを変えたりとさまざまにアレンジすると、創作の楽しみは無限大に広がります。

折り筋を作るときのポイントは次の5つです。

- おりがみの色がわかりやすいように、おりがみと違う色の紙の上で折る。
- 折るときに点と点（角と角）をピタリと合わせる。
- 折るときに線と線をピタリと合わせる。
- 折ったら指先に力を入れて、折り筋をなぞる。
- やさしく、いとおしむように折る。

点と点をピタリと合わせておかないと、動物を折ったときに、顔の表情が歪んでしまいます。線と線をピタリと合わせておかないと、見た目がきれいにできあがりません。

もし、お孫さんと折る機会があれば、ぜひ、ていねいに折ることを教えてあげてください。子どもの頃から、「点と点を合わせる」「折り筋をつける」練習をしておくと、集中力が身につくことでしょう。

2つの基本形をしっかり折ることから始める

最初は、「速さ」よりも「ていねいさ」を大切にしてください。

何度も何度も挑戦して、きれいに折れるようになったら、次のステップとして、速く折れるトレーニングをしていきましょう。雑に折ると、仕上がりがきれいにならないので、せっかく折り上がってもよろこびが半減してしまいます。

基本折り筋Bの鶴ベースはやや高度です。鶴はくちばしや尾っぽ、羽の先がきれいにとがっていると美しいです。そのためには、点と点がピタリと合わせられている必要があります。この合わせる作業が難しいのです。

基本折り筋Aで繰り返し、ていねいに折る練習をして、きれいにできるようになったら、基本折り筋Bに進むといいと思います。この「繰り返し」が脳活になります。もし、基本折り筋Bがうまくできなかったら、また基本折り筋Aに戻るのもいいでしょう。西先生がおっしゃるには、できないときは、できるところまで戻るのがいちばん（65ページ参照）なのだそうです。この2つの基本形が上手に折れるようになれば、きっとあなたも「おりがみ名人」になれます。

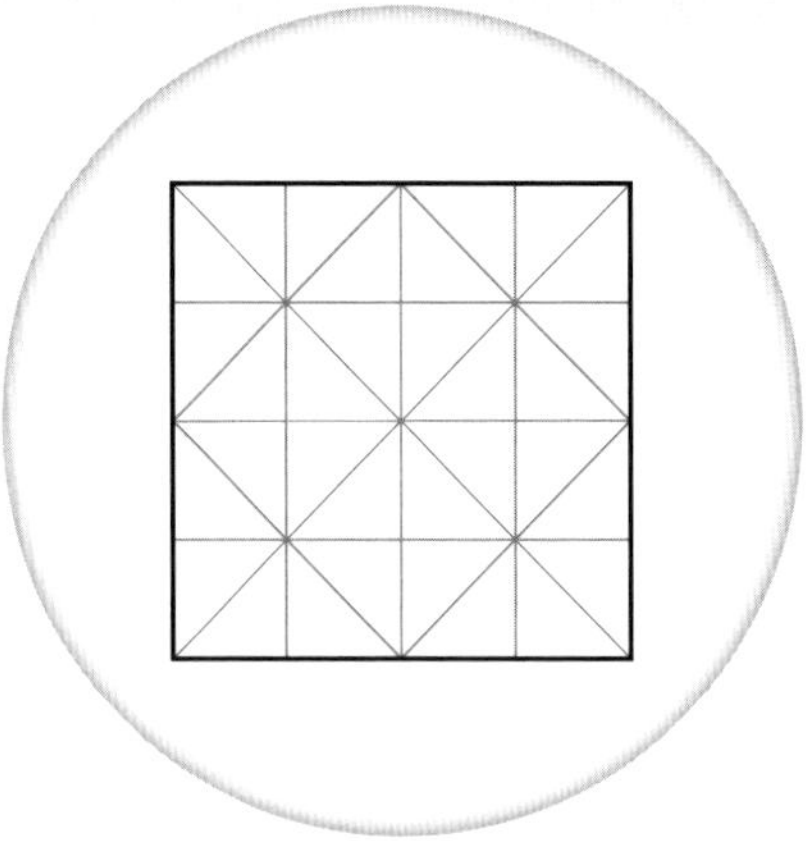

脳活おりがみトレーニング①

基本折り筋A
やっこさんベース

①

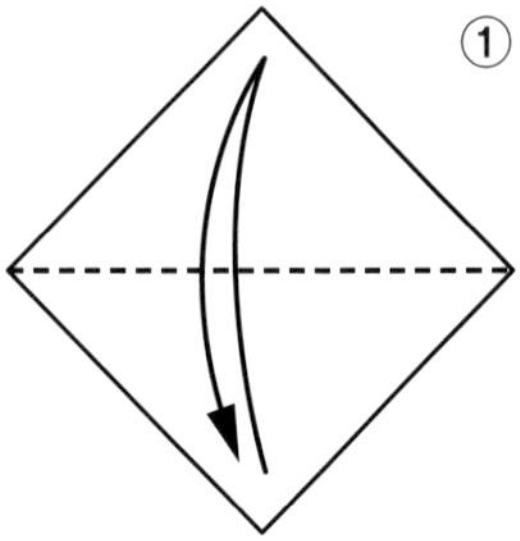

点（角）と点（角）を
合わせて折り、開く

②

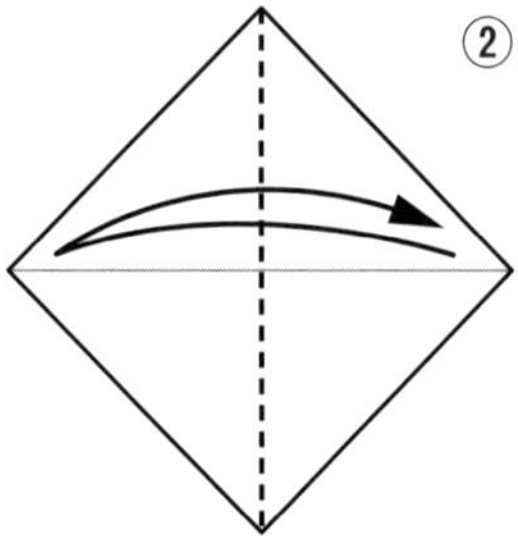

点（角）と点（角）を
合わせて折り、開く

③

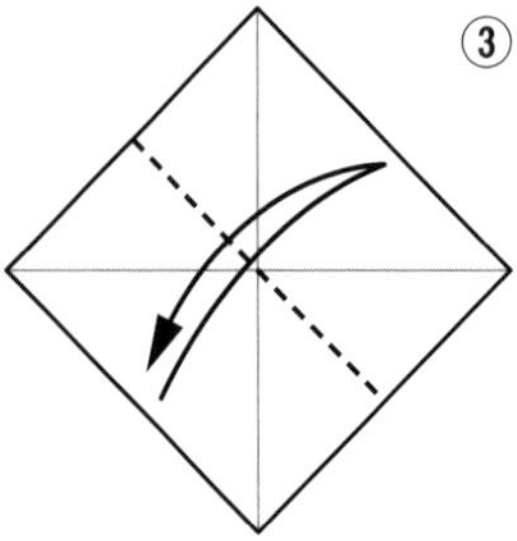

線と線を合わせて
折り、開く

④

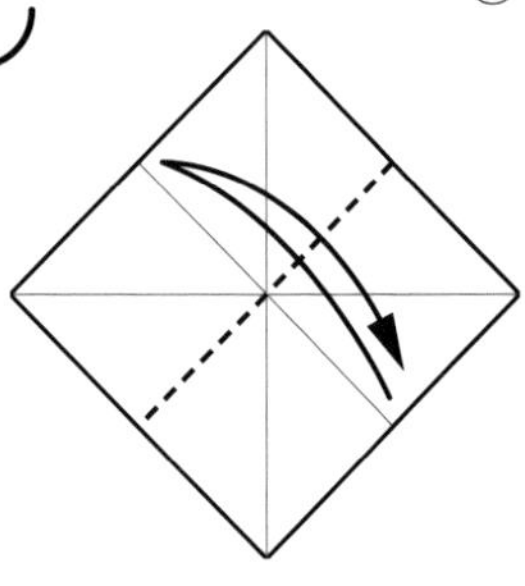

線と線を
合わせて折り、開く

⑤

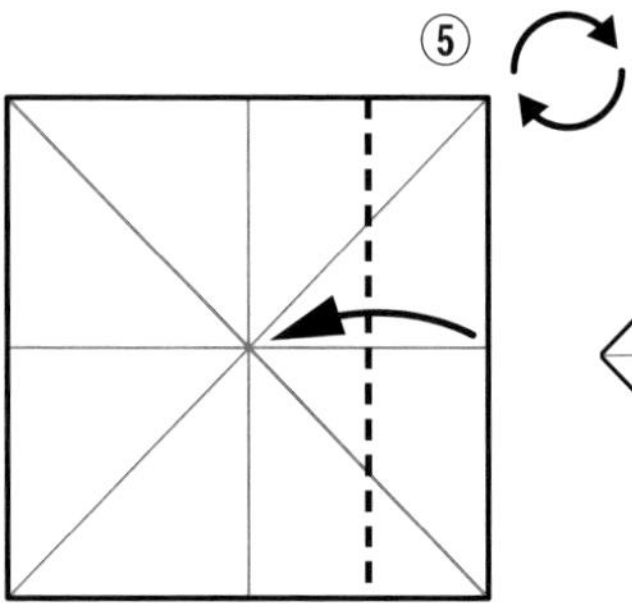

中心線に
合わせて折る

⑥

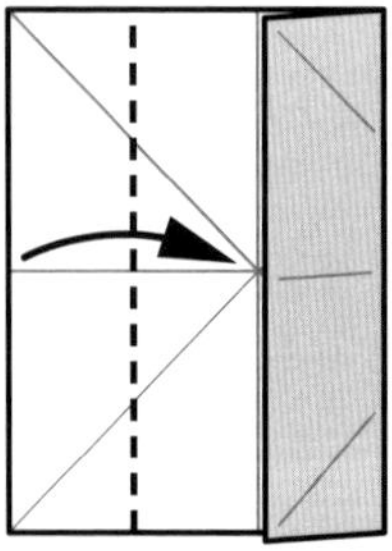

中心線に合わせて
折ったら左右に開く

⑦

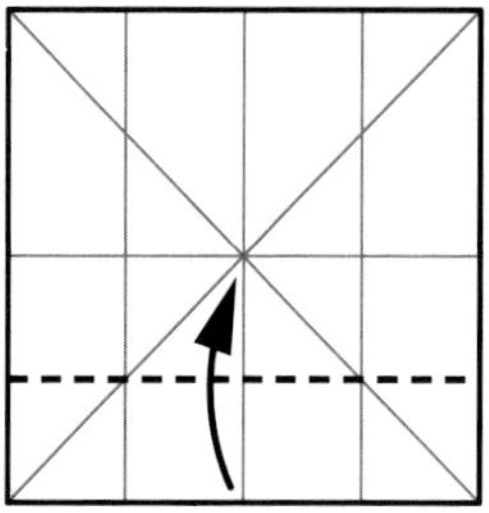

中心線に
合わせて折る

⑧

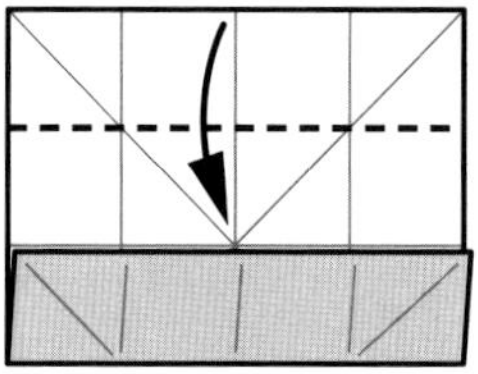

中心線に合わせて
折ったら上下に開く

⑨

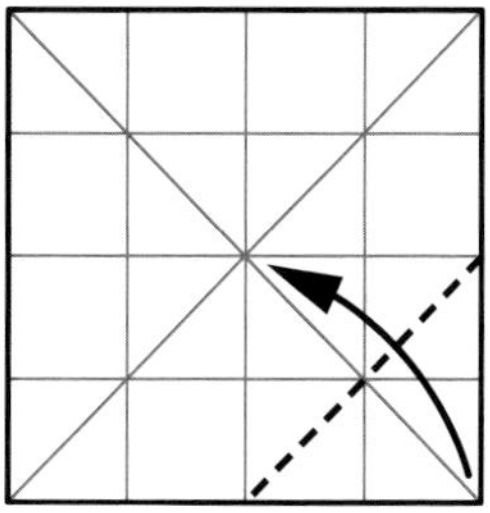

角を中心に
合わせて折る

⑩

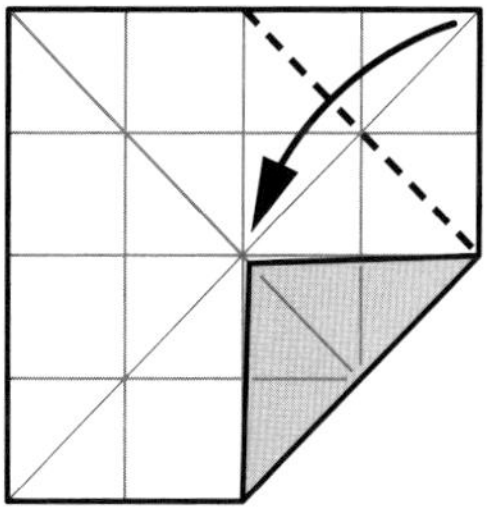

角を中心に
合わせて折る

⑪

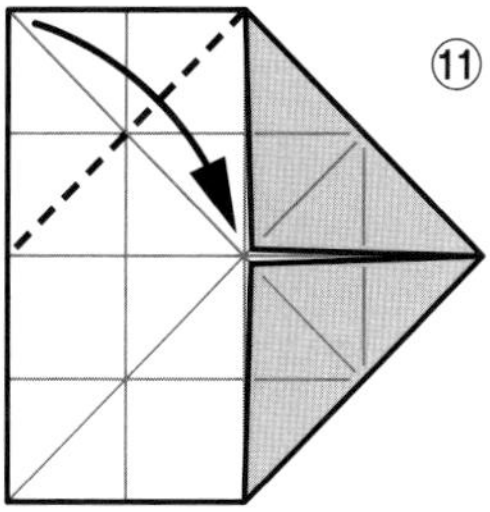

角を中心に
合わせて折る

⑫

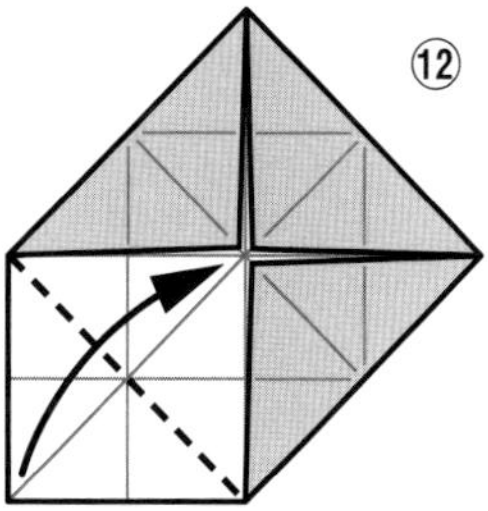

角を中心に
合わせて折る

完成

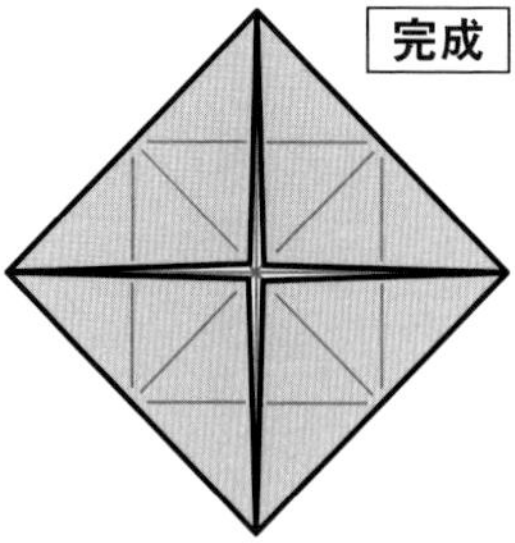

基本折り筋A
（やっこさんベース）
の完成

折り線と記号の説明

- ———— 折り筋
- - - - - - - 谷折り
- —・—・— 山折り
- ——▶ 折る
- ⇨ 開く
- 裏返す
- 向きを変える

折り方参考
動画はコチラ

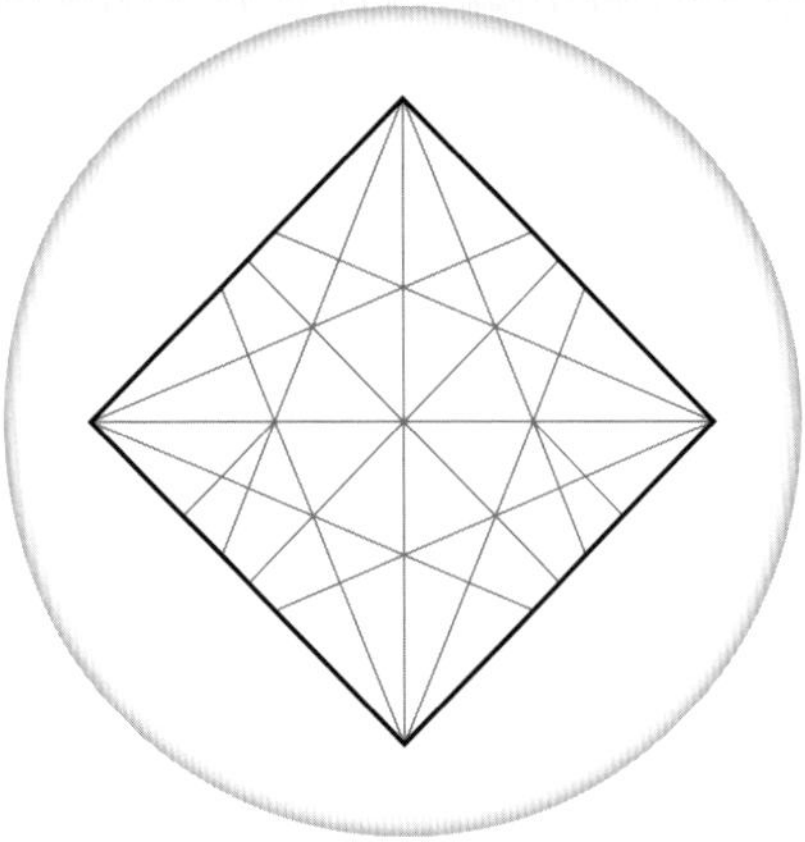

脳活おりがみトレーニング②

基本折り筋B
鶴ベース

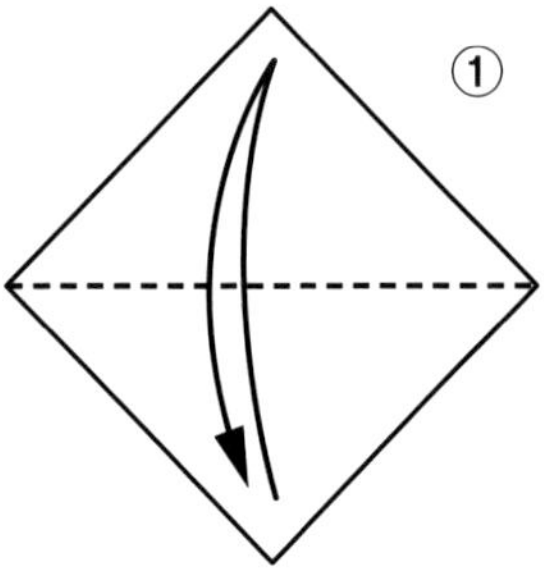

点(角)と点(角)を
合わせて折り、開く

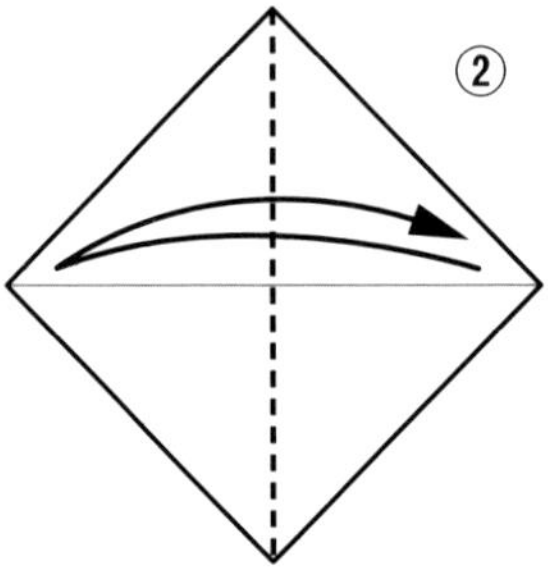

点(角)と点(角)を
合わせて折り、開く

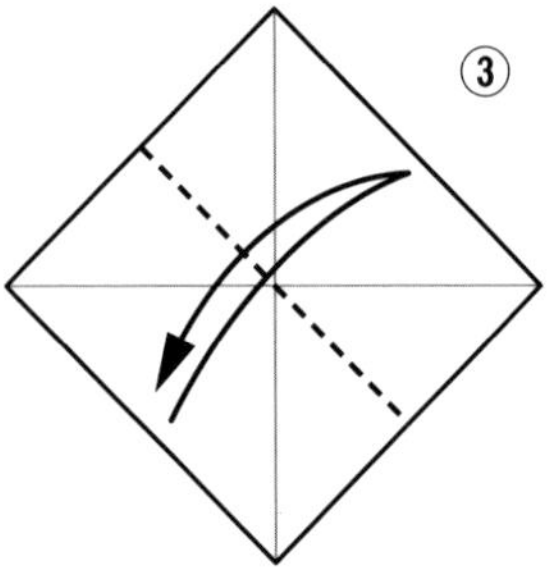

線と線を合わせて折り、
開く

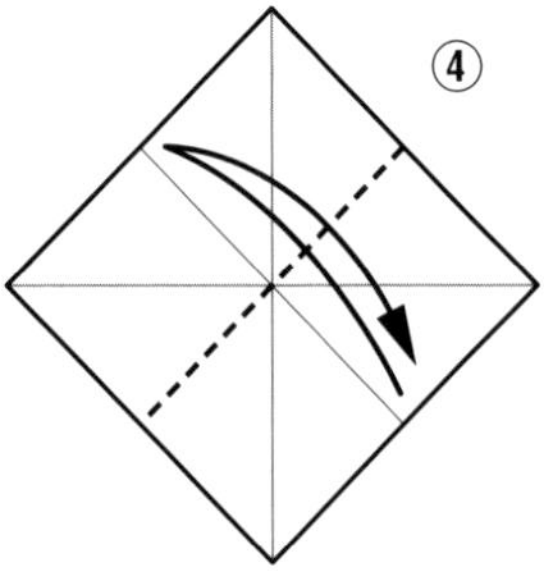

線と線を合わせて折り、
開く

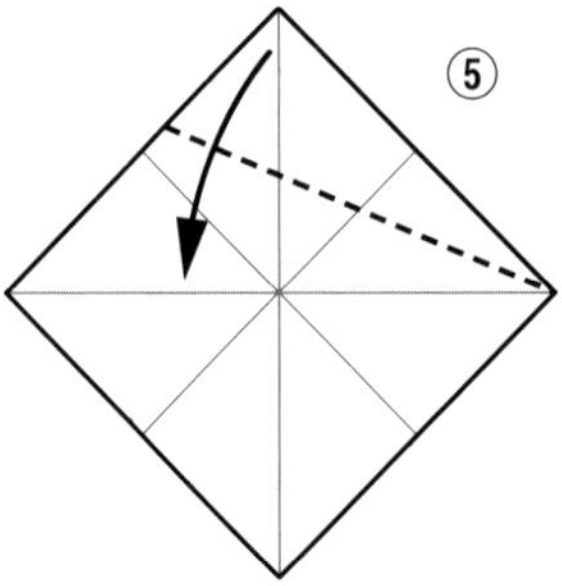

中心線に合わせて折る

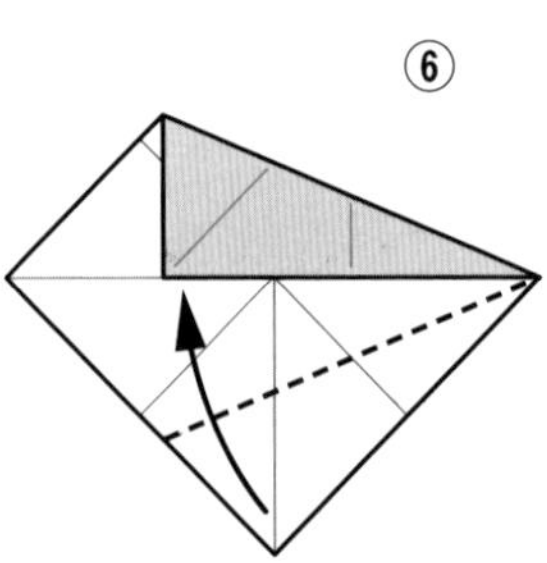

中心線に合わせて
折ったら、上下に開く

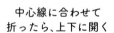

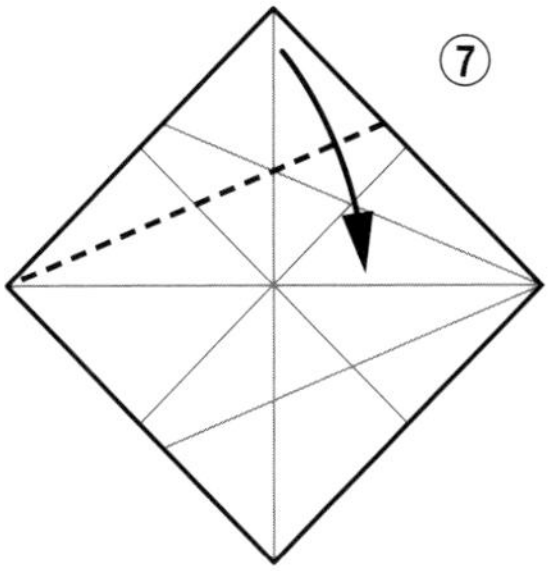

中心線に合わせて折る

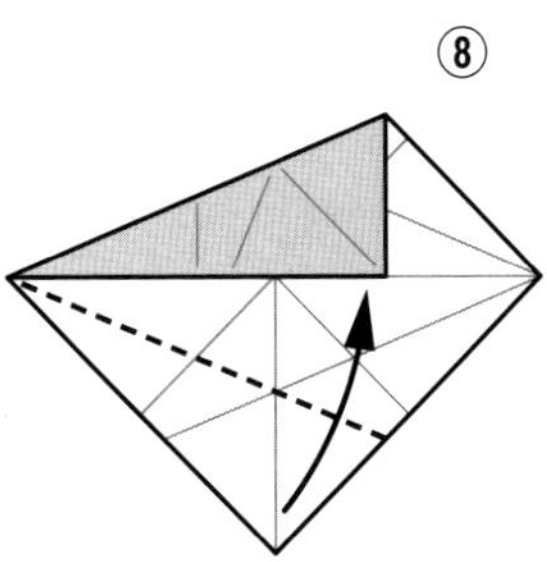

中心線に合わせて
折ったら、上下に開く

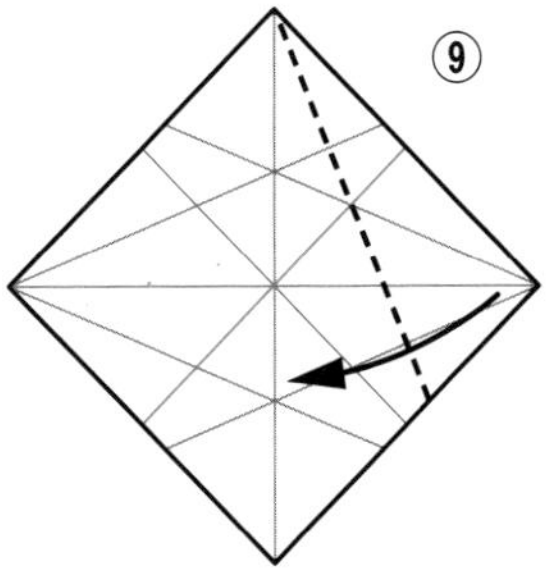

中心線に合わせて折る

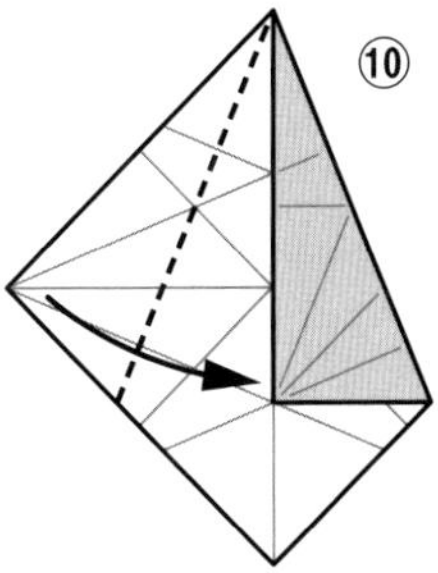

中心線に合わせて
折ったら、左右に開く

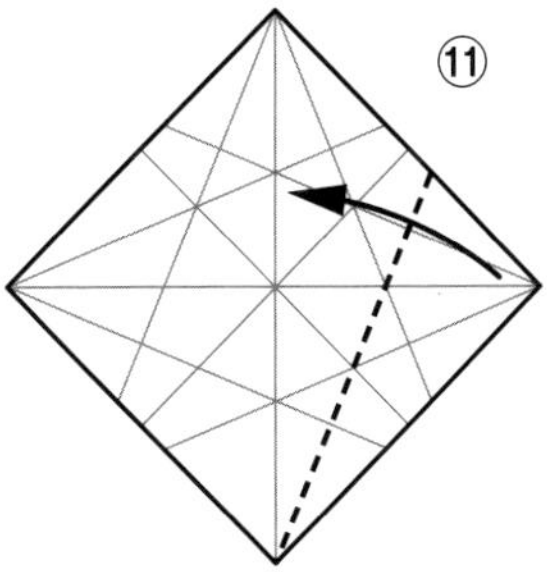

中心線に合わせて折る

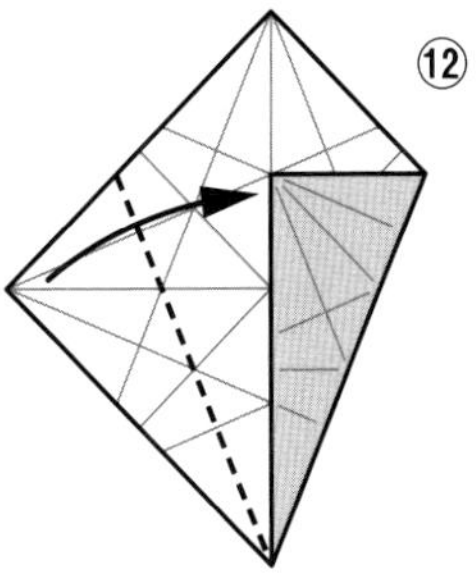

中心線に合わせて折る

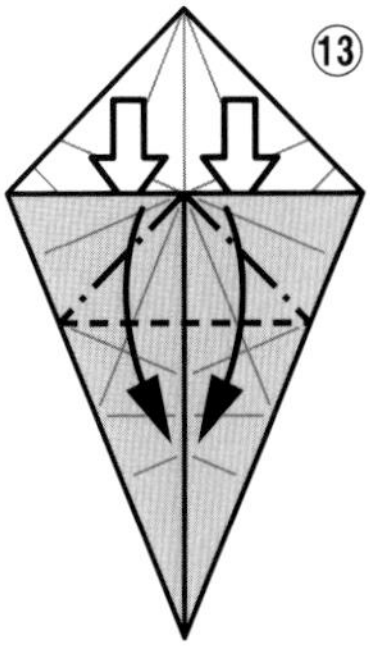

内側を開いて
下につぶすように折る

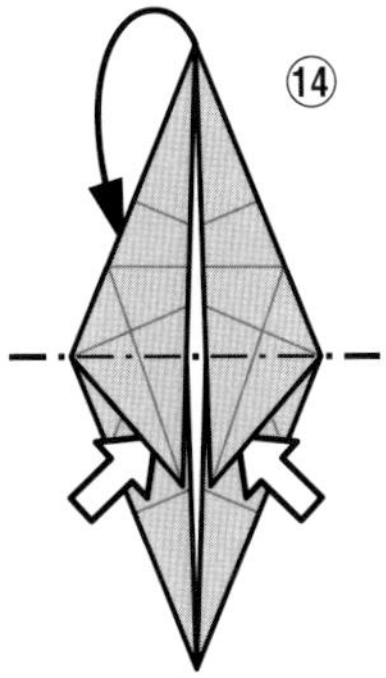

上の部分を外側に折る

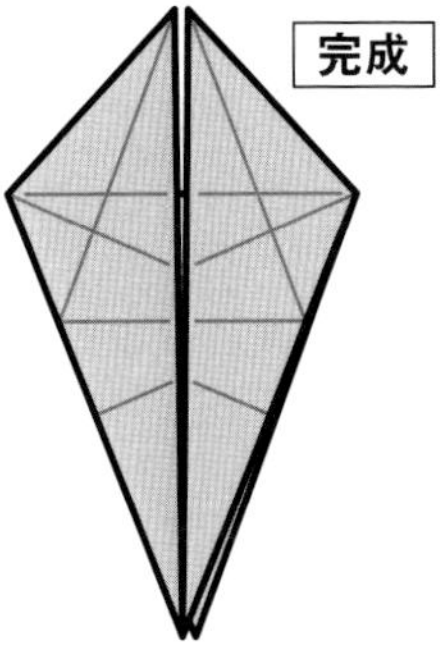

折り方参考
動画はコチラ

＝「脳活おりがみトレーニング」タイムチェックシート＝

毎日、「やっこさんベース」や「鶴ベース」の折り筋を作って、完成までの時間をチェック！　1ヶ月後にどのくらい速くなっているか確認しましょう。1ミリもずれないように折るのがポイントです。

基本折り筋A（やっこさんベース）			
月／日	分	秒	前回とのタイム差
／	分	秒	＋ − 秒
／	分	秒	＋ − 秒
／	分	秒	＋ − 秒
／	分	秒	＋ − 秒
／	分	秒	＋ − 秒
／	分	秒	＋ − 秒
／	分	秒	＋ − 秒
／	分	秒	＋ − 秒
／	分	秒	＋ − 秒
／	分	秒	＋ − 秒
／	分	秒	＋ − 秒
／	分	秒	＋ − 秒
／	分	秒	＋ − 秒
／	分	秒	＋ − 秒

基本折り筋B（鶴ベース）			
月／日	分	秒	前回とのタイム差
／	分	秒	＋ − 秒
／	分	秒	＋ − 秒
／	分	秒	＋ − 秒
／	分	秒	＋ − 秒
／	分	秒	＋ − 秒
／	分	秒	＋ − 秒
／	分	秒	＋ − 秒
／	分	秒	＋ − 秒
／	分	秒	＋ − 秒
／	分	秒	＋ − 秒
／	分	秒	＋ − 秒
／	分	秒	＋ − 秒
／	分	秒	＋ − 秒
／	分	秒	＋ − 秒

コピーして何度も使ってくださいね！

第3章

脳がよろこぶ
脳活おりがみ
【基本編】

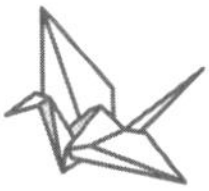

新しいものにチャレンジすることでボケない脳を作ろう

好奇心が強い人は、記憶力がいい

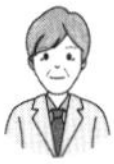

みなさんお待たせしました。この章からいよいよ私のオリジナルのおりがみを紹介していきます。初めは難しいかもしれませんが、1回折ってみれば意外と簡単ですので、ぜひチャレンジしてみてください。

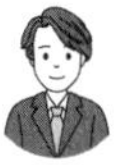

私も何十年ぶりかにおりがみを折ってみましたが、新しいことにチャレンジするのは楽しかったです。また、おりがみも好奇心をもって、どんどん新しいものにチャレンジしていくと、認知機能がよくなるということもわかっているんです。

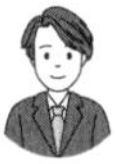

以前、女優の黒木瞳さんがＭＣをされているラジオに出演させていただいたこ

とがありますが、黒木さんは好奇心の塊のような人で驚きました。私が、何かひとつ説明すると「これはどうなんですか？」「なんでこうなるの？」と「なぜなぜ」攻撃で質問してくるんです（笑）。ご自身でも、好奇心が強いとおっしゃっていました。読書もお好きで、いろいろ読んでいるとも。

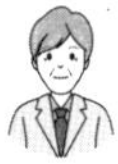

では、記憶力もさぞいいのでしょうね。

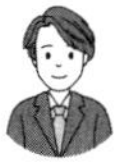

はい。役作りするときも、セリフをすぐに覚えられるし、何よりも忘れないそうです。それは、若い頃も、いまも変わらないとのことでした。

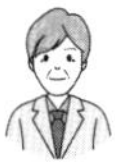

もしかしたら「新しいものを追求する姿勢」が、彼女の若さを保っている秘訣かもしれませんね。

イメージしやすいものから作ると覚えやすい

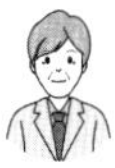

ところで新しいことにチャレンジするとなぜ記憶力がよくなるんでしょうか？

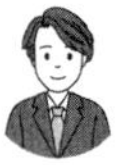

はい。それは脳の「側頭頭頂部《そくとうとうちょうぶ》」というところが活性化するからなんです。この部分は脳でイメージをつかさどる場所の近くにあるので、ここが活性化するとイメージする部位もつられて活性化するんです。

22ページでいつも鍵を閉め忘れたと不安な人は、鍵を閉めたときにドアを「0・3秒見る」といい、とお話ししましたよね。それと同じで、**私たちは記憶をするときにイメージをしている**んです。

たとえば、英単語で、Appleといえば、リンゴをイメージできると思いますが、Simultaneouslyといわれても、「同時に」という言葉はぱっとイメージできませんよね。だから覚えられないんです。

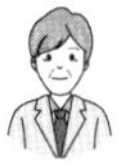

なるほど。じゃあ、**初めての人がおりがみに挑戦するなら、イメージしやすいものから始めたほうがいい**かもしれませんね。私は犬や猫を作りますが、これなら誰でもイメージできますしね。

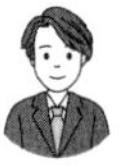

そう、そのほうが覚えるのも早いんです。折り方を覚えたら、好奇心をもって次々と新しいものに挑戦していくとさらに記憶力が良くなっていきます。

イメージできるものほど覚えやすい

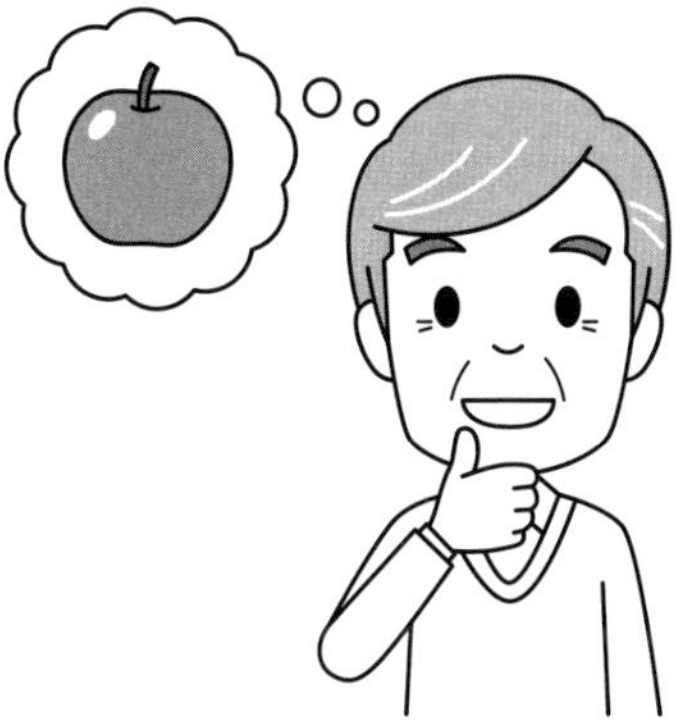

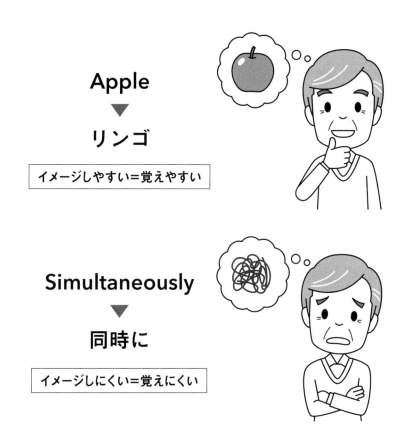

Apple

▼

リンゴ

イメージしやすい＝覚えやすい

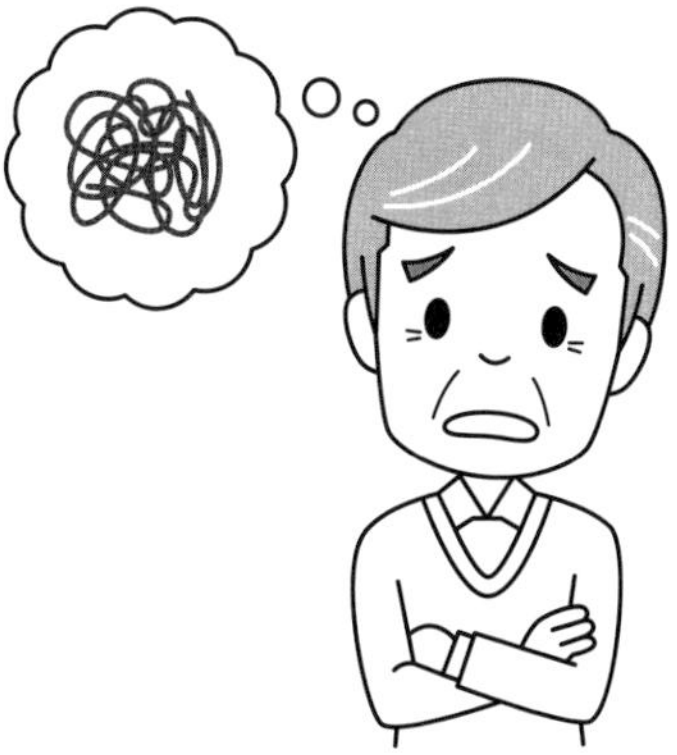

Simultaneously

▼

同時に

イメージしにくい＝覚えにくい

**イメージしやすいおりがみから取り組めば
早く覚えられ脳も活性化する**

簡単すぎず難しすぎない
おりがみで脳活チャレンジ

脳は実現可能性が100%だとやる気が出ない

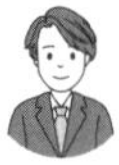

新しいことにチャレンジするには意欲が必要です。で、突然ですみません。伊達さんは東京にお住まいですが、東京タワーには行きますか？

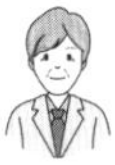

いやぁー、滅多に行きません。

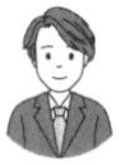

そうでしょう。理由はなぜかわかりますか？　いつでも行けるからです。

人の脳は100%できるものや、絶対に実現できると思うものが対象だと、やる気が出ないことがハーバード大学の研究でもわかっています。また逆もそうで、**自分の能力を100%超えているものにチャレンジしてください、といわれても**

やはりやる気が出ません。

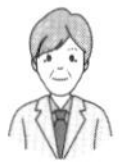

人間の脳はわがままですね。では、どうすればやる気が出るんですか？

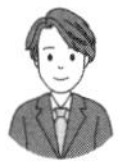

それは、**ちょっと頑張ればできるところにゴールを設定すればいい**んです。スポーツでも、楽勝な状態でやるとやる気が出ないけれど、「ちょっと頑張れば点数が入れられる」となると燃えたり、集中できたりします。

研究では、自分の能力を5～6％超えたくらいのところにゴールを設定すると、いわゆる「ゾーン」に入りやすいことがわかっています。簡単なことをやっても、難しすぎても、いけない。ちょっと頑張ればできるがいいんです。

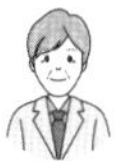

であれば、誰もがイメージしやすい犬（70ページ参照）や猫（74ページ参照）から始めるといいかもしれませんね。頭の部分と胴の部分の2つを組み合わせるので複雑そうですが、実は鶴を折るよりも簡単なんです。

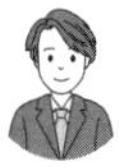

なるほど。それはいいかもしれません。

どうやればやる気が上がる？

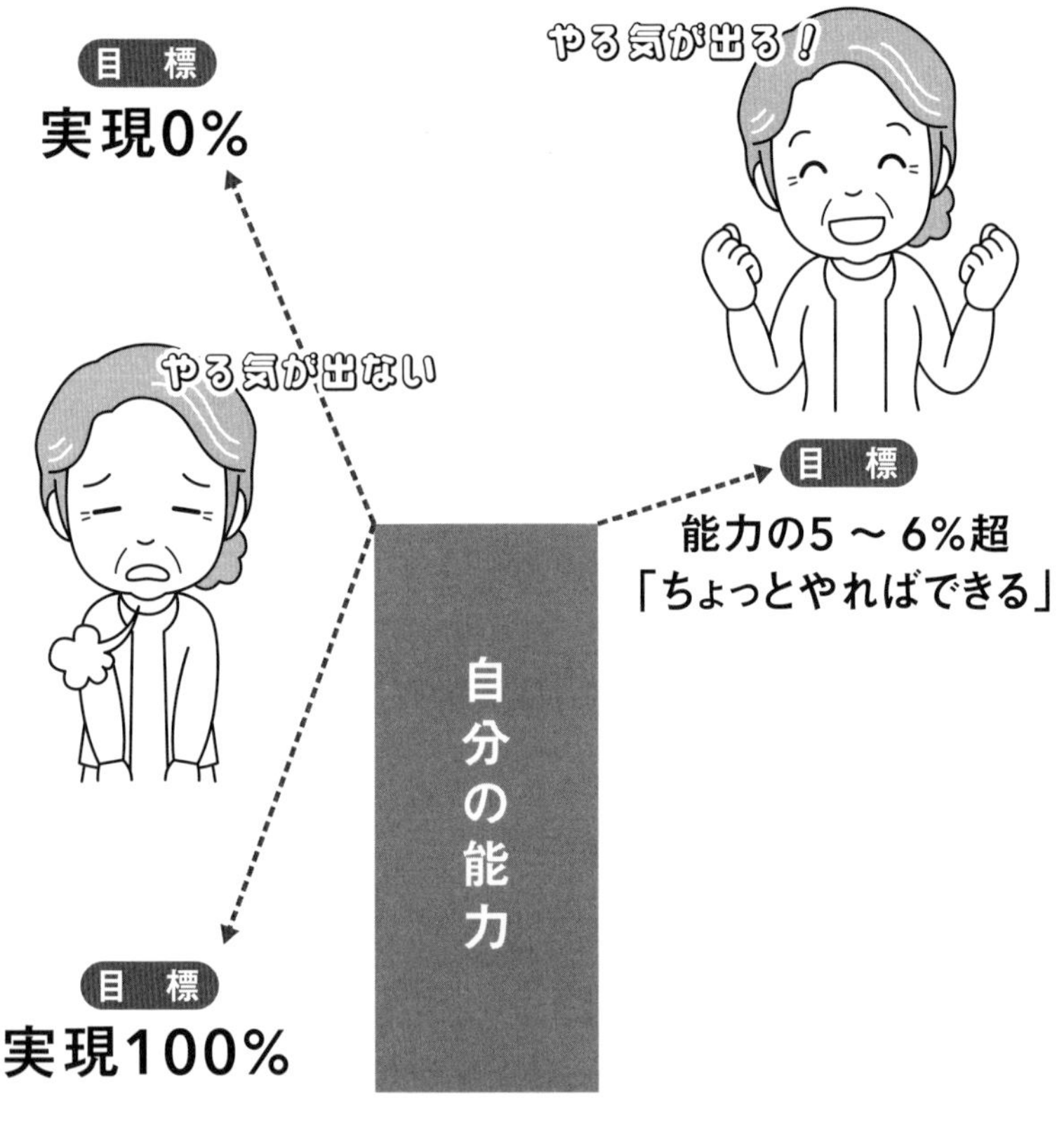

ゴールは自分の能力の5 〜 6%超えたくらいのところに設定するとよい

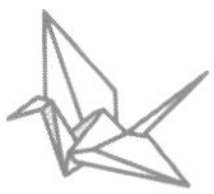

「できない」となったら「できる」ところまで戻る

82桁の数字でもやり方を変えれば覚えられる?

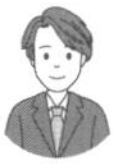

さて、伊達さん。数字は何桁まで覚えられますか?

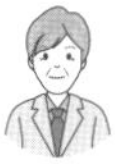

さあ、実は暗記はあまり得意じゃないんです。

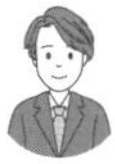

そうなのですね。一般の方だとだいたい7桁前後が平均です。

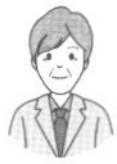

ほう、そんなにですか。

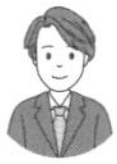

これで感心されてはこまりますよ。実は、ある方法を使うと82桁まで覚えられ

るかもしません。

なんと！　本当ですか？

実際にいるんです。記憶力も普通の一般の方で、科学者がやり方を教えたら、82桁覚えられた人が！　どういうふうに覚えたと思いますか？

語呂合わせでも、82桁まで覚えるのは無理ですね。できて「鳴くよ（794）ウグイス平安京（平安京遷都）」とか、せいぜい年号程度です。

82桁を一気に覚えようとしてもできません。やってもできないからやる気すら起きません。実験では5桁から始めました。これは絶対に覚えられる範囲です。そして、ルールを2つ設定しました。

ひとつは、**覚えられたら桁をひとつずつ増やしていく**。たとえば、5桁覚えたら次は6桁覚えます。もうひとつのルールは、**間違えたら2桁戻る**んです。7桁目で間違えたら、次は5桁に戻り覚えるんです。これを繰り返していったら、2ヶ月で82桁まで覚えられました。

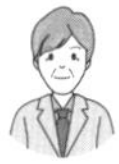

へぇー、すごい！　何か昭和の名曲『三百六十五歩のマーチ』の歌詞みたいですね。でも、どうして多めに戻るのがいいんです？

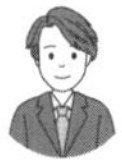

人はできなかったときに、できない状態のまま頑張ろうとします。そしてまた失敗する。そうなると、毎回失敗体験になってしまうので、そのうちいやになって挫折します。だから一度、できるところ（領域）まで戻るんです。

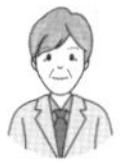

なるほど！

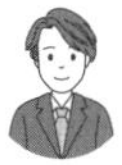

これは記憶だけでなく、あらゆることに応用できます。たとえば、アメリカでバスケット界のフリースローの名手が、この通りにやってみたことがあります。まずはゴールの近くからフリースローをやってみる。入ったら、ゴールから一歩遠ざかる。また、入ったら、ゴールから一歩遠ざかる……。すると、いつしか入らなくなる限界がきます。そうしたら、2歩ゴールに近づいて、フリースローをやる。この方法を繰り返したら、ものすごく遠くからでもゴールを狙えるようになったそうです。

私はこれを**ダブルチャレンジ法**と呼んでいます。

できる領域とできない領域の両方を繰り返しやることが、実はスキルアップにつながるんですね。

「できないこと」をやり続けてもできない

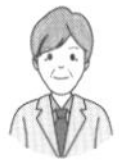

おりがみもできないのをずっとやり続けるといやになる可能性がありますね。

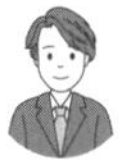

そうです。なかなかできあがらないと感じるものにチャレンジし続けているといやになります。そういうときは、簡単に折れたものに戻るといいんです。

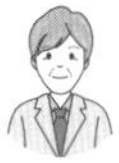

あとで紹介する犬と猫では、猫のほうが少し複雑です。でも途中までの折り方は同じなので、犬はどうだったかな?と1回犬を折ってみて、それからまた猫にチャレンジするのがよさそうですね。

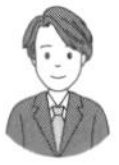

いいですね! 付け加えると、簡単なものをただ繰り返すのは、それはそれでやる気がなくなります。簡単に折れるものをいかに短時間で完成できるかにチャレンジすると、脳の活性化につながるのでいいですよ(44ページ参照)。

難しいと感じたときは？

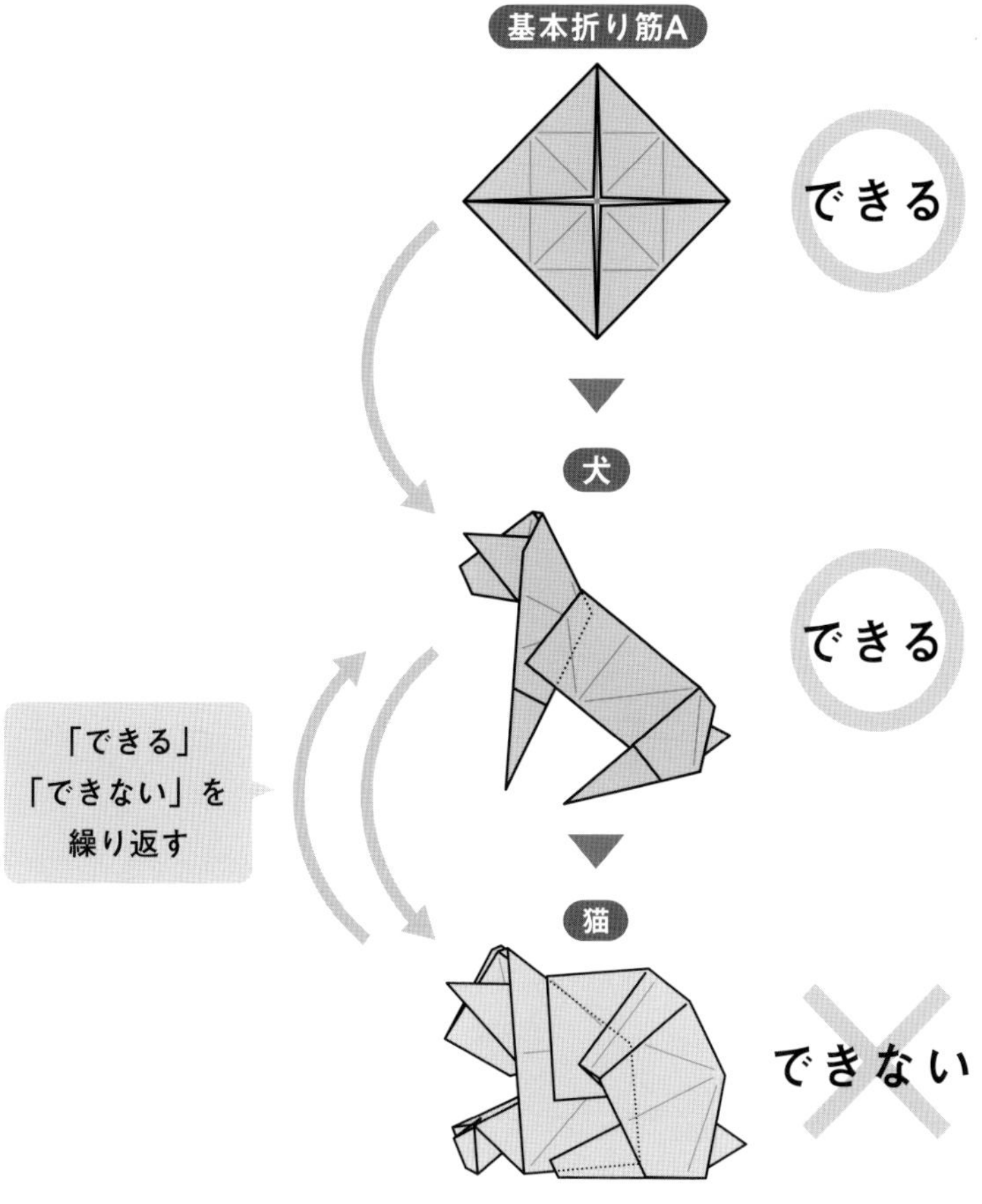

ダブルチャレンジ法でスキルも向上!

基本編 01

表情を工夫していろいろな犬を作るもよし

犬は2枚の紙を組み合わせた複合おりがみです。

基本折り筋Aをベースに折ります。

「やっこさん」とやっこさんの変形で作る「袴」はご存じですか。2つを組み合わせると「袴をはいたやっこさん」ができあがります。これは、昔からある伝承おりがみで、複合おりがみというジャンルです。

そこにヒントを得たのが、上半身と下半身の2つを組み合わせて作る4本足の動物です。

いままではこの要領で、いろいろな4本足の動物を作っていますが、最初の頃に作ったのが身近な動物の犬でした。

自分でおりがみを創作するには、イメージをもっていることが大切です。なぜなら、紙を触りながら、ああでもない、こうでもないと試行錯誤して自分のイ

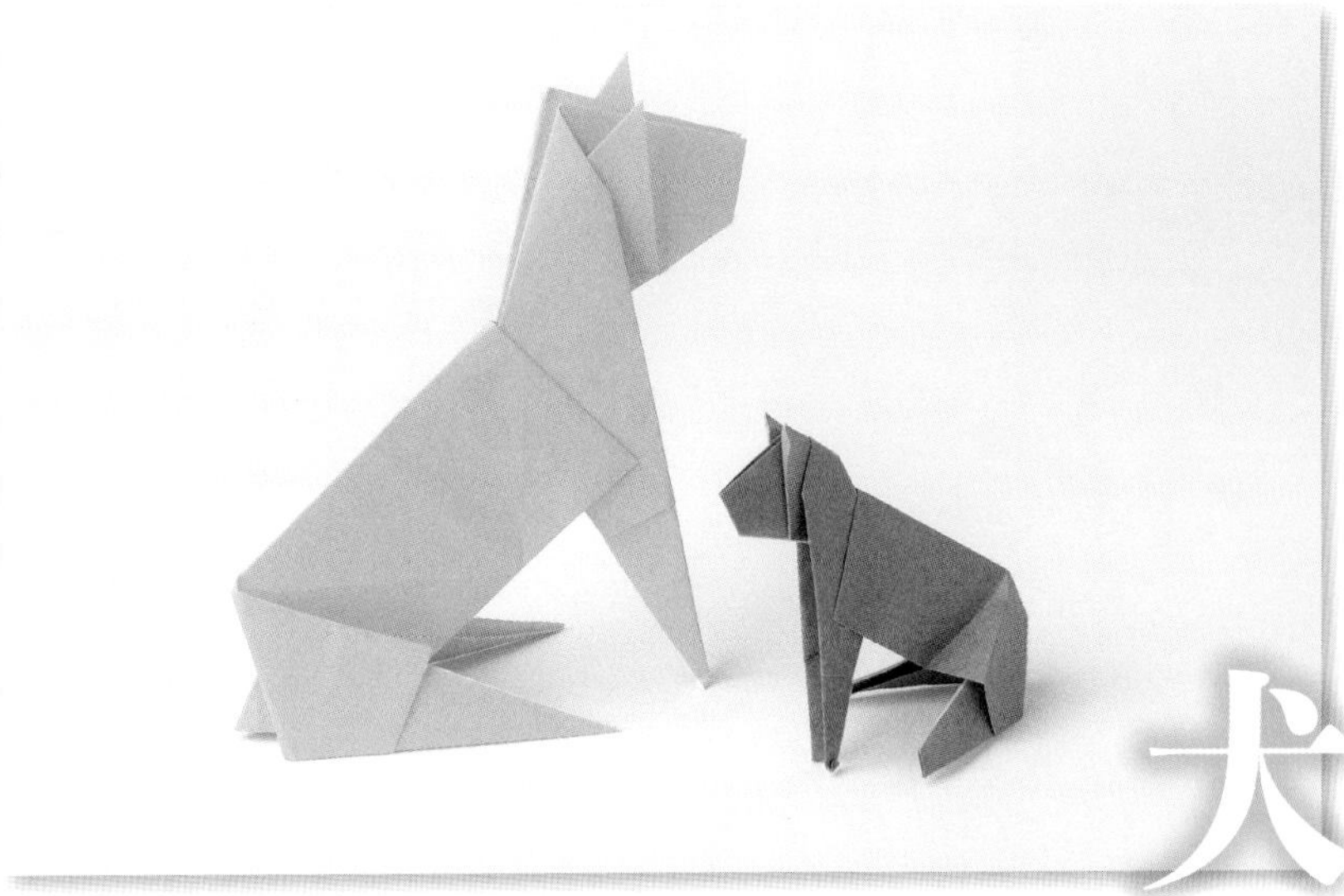

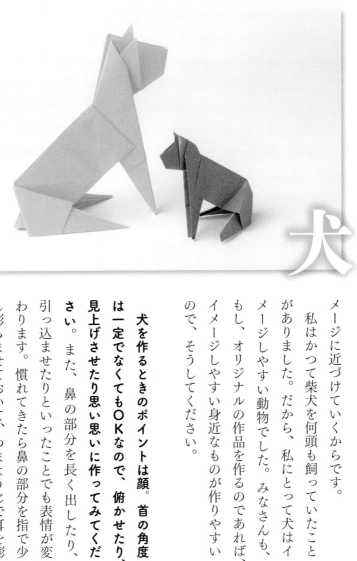

犬

メージに近づけていくからです。

私はかつて柴犬を何頭も飼っていたことがありました。だから、私にとって犬はイメージしやすい動物でした。みなさんも、もし、オリジナルの作品を作るのであれば、イメージしやすい身近なものが作りやすいので、そうしてください。

犬を作るときのポイントは顔。首の角度は一定でなくてもOKなので、俯かせたり、見上げさせたり思い思いに作ってみてください。また、鼻の部分を長く出したり、引っ込ませたりといったことでも表情が変わります。慣れてきたら鼻の部分を指で少し膨らませておいて、つまようじで耳を膨らませたり、鼻先だけを少しつぶしたりしてみても雰囲気が変わりますよ。

犬の折り方

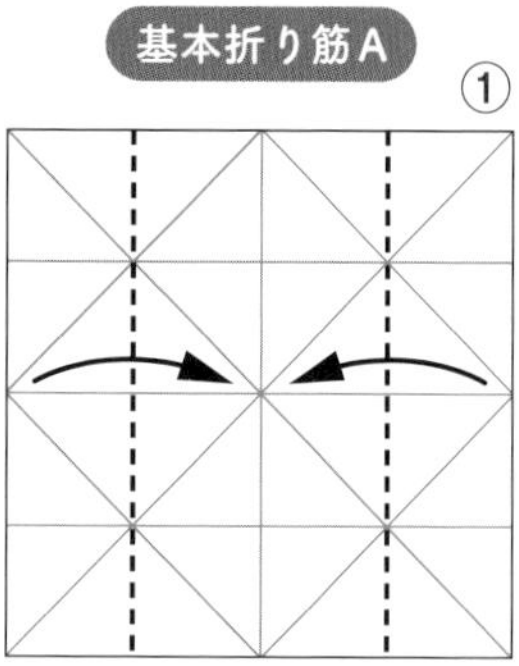

中心線に合わせて
折る

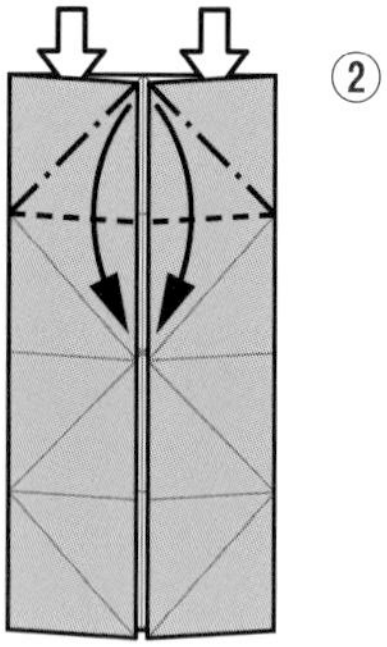

内側に開いて下に
つぶすように折る

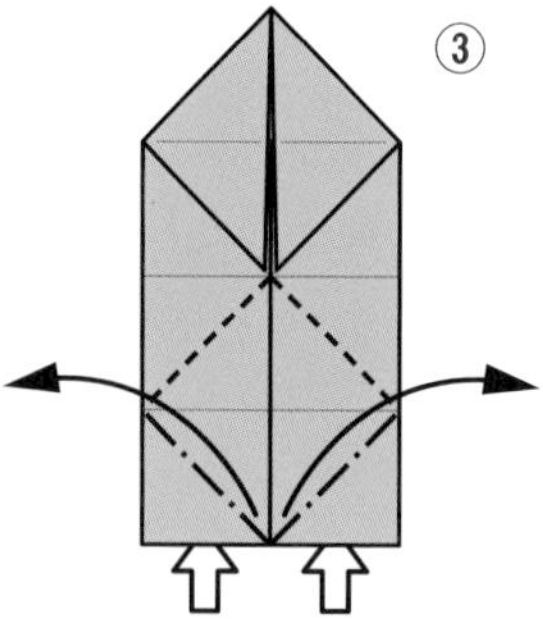

角をつまむように
広げて折る

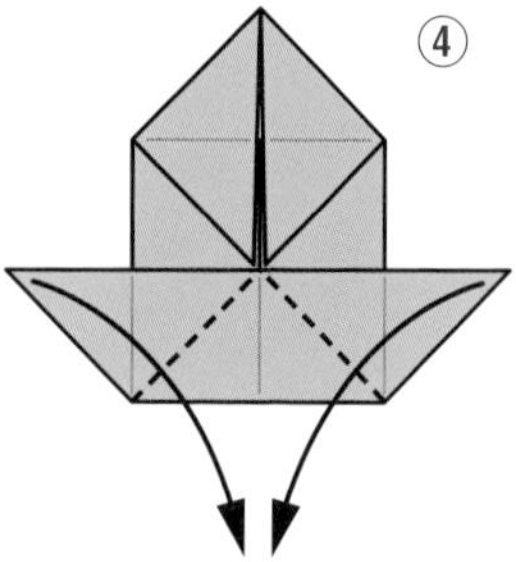

折り筋にそって
下に折る

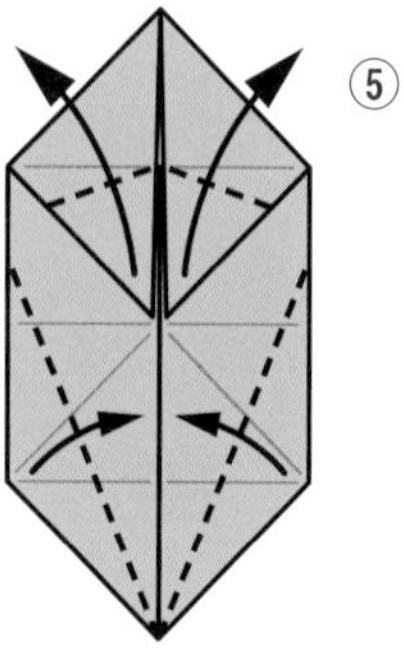

上)少し斜めに折り上げて耳を作る
下)角を中心線に合わせて折る

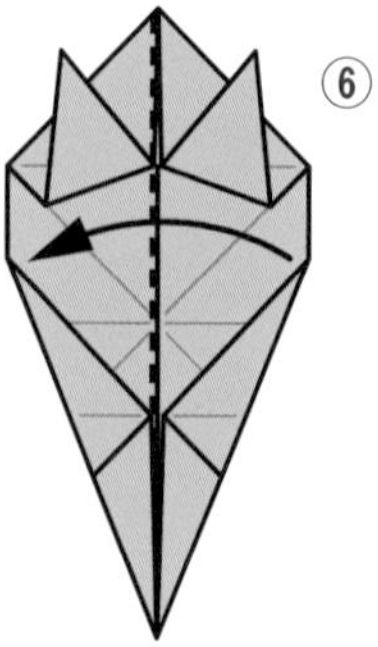

真ん中から半分に
折る

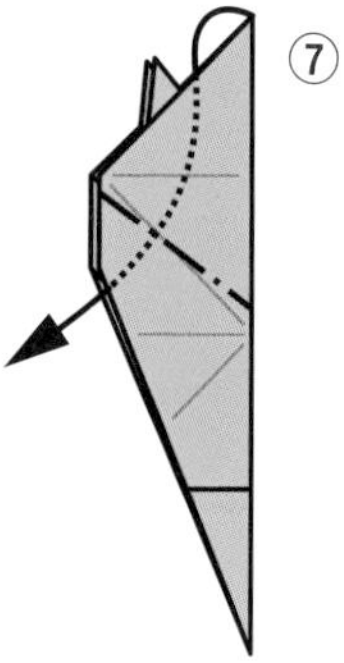

なかわり折りにして
顔を作る

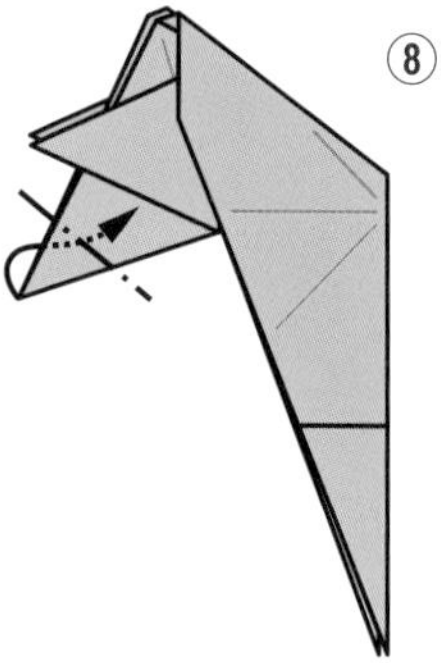

鼻先を内側に折り込む

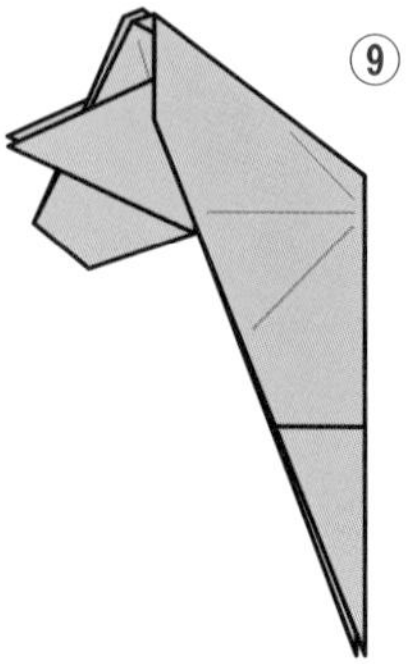

頭と前足(上半身)の完成

基本折り筋A

⑩

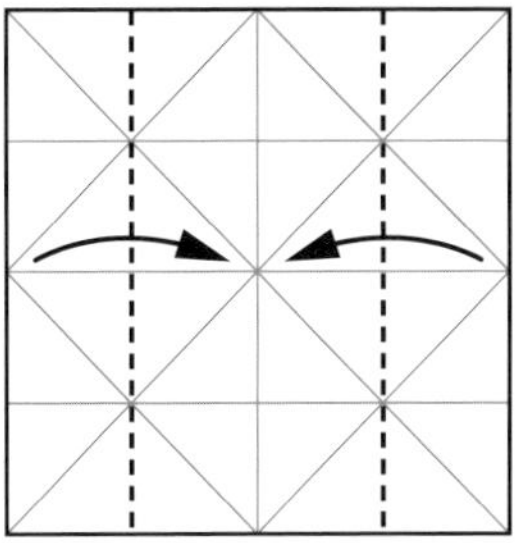

中心線に合わせて
折る

⑪

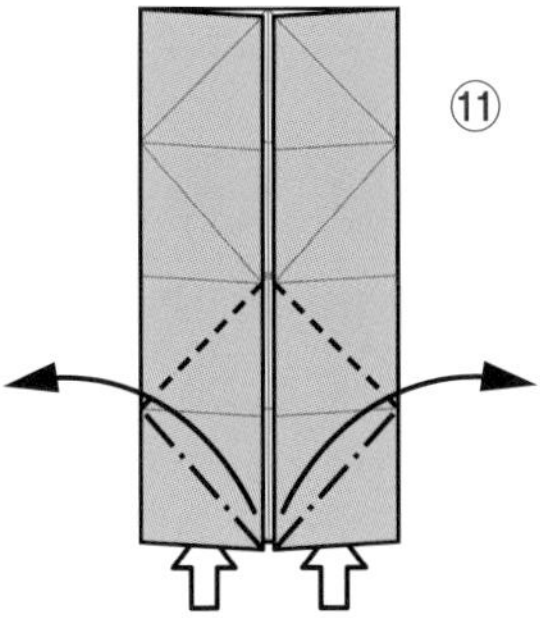

角をつまむように
広げて折る

⑫

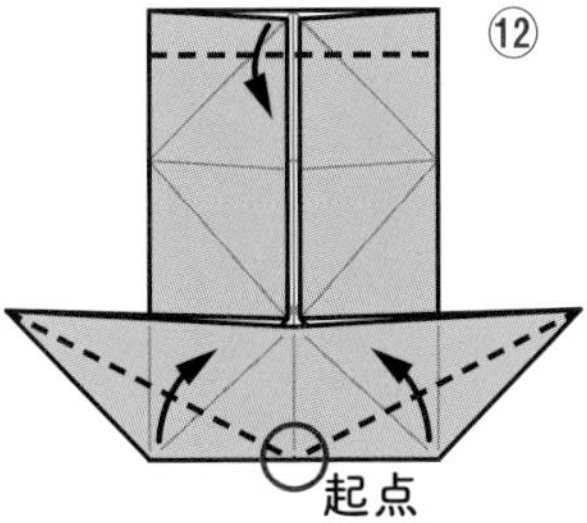

上）内側に折り、胴の長さを決める
下）中心線を起点にして折る

⑬

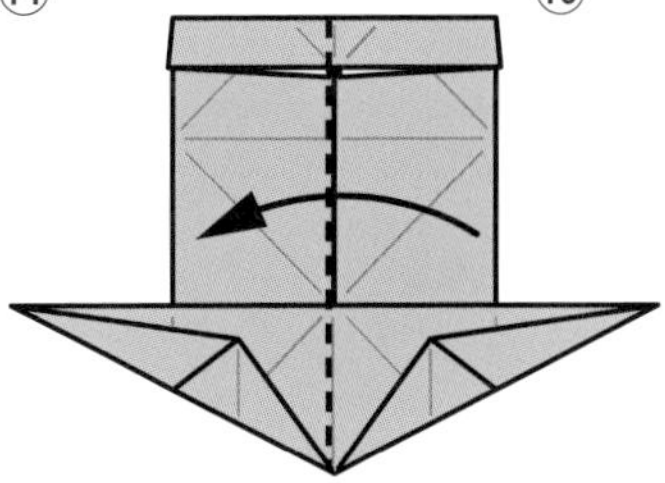

真ん中から
半分に折る

⑭

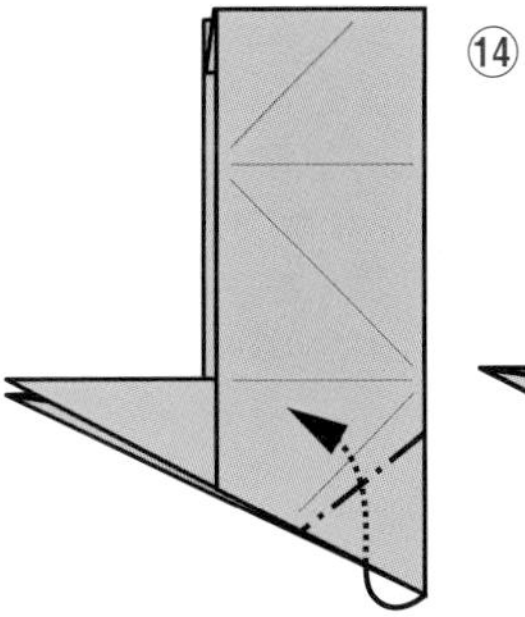

内側に折り込みお尻を作る
（折り込む幅は自由）

⑮

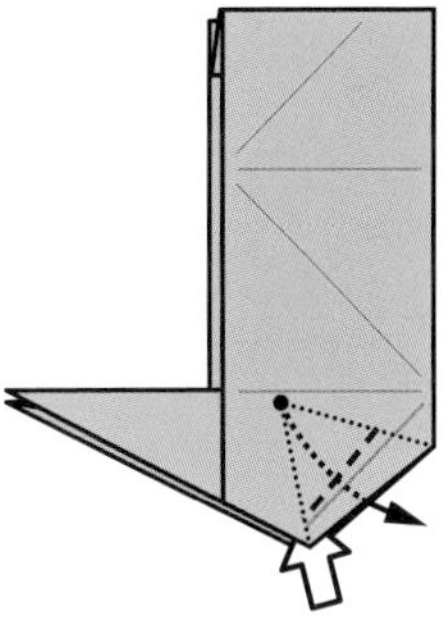

先端が少し出るように
しっぽを作る

⑯

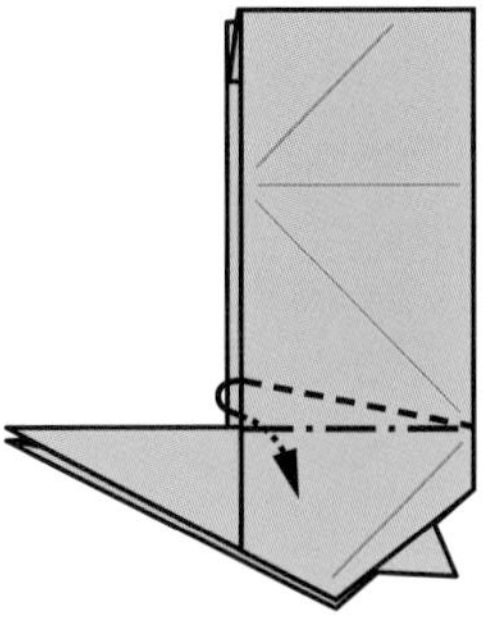

胴を足の内側に折り込む
ように折る（角度は自由）

⑰

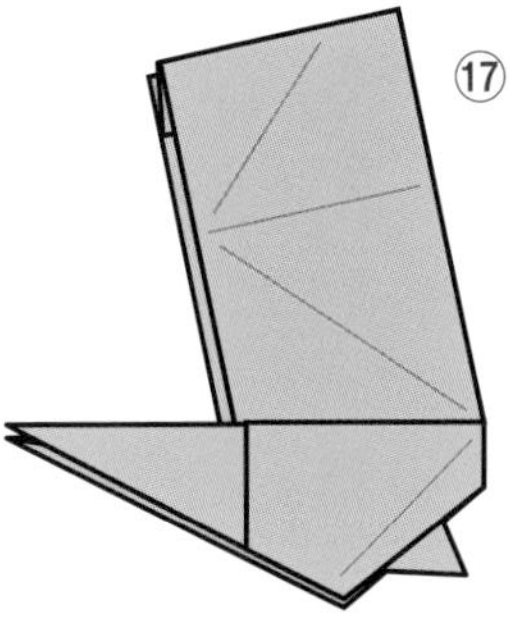

胴と後ろ足（下半身）の
完成

完成

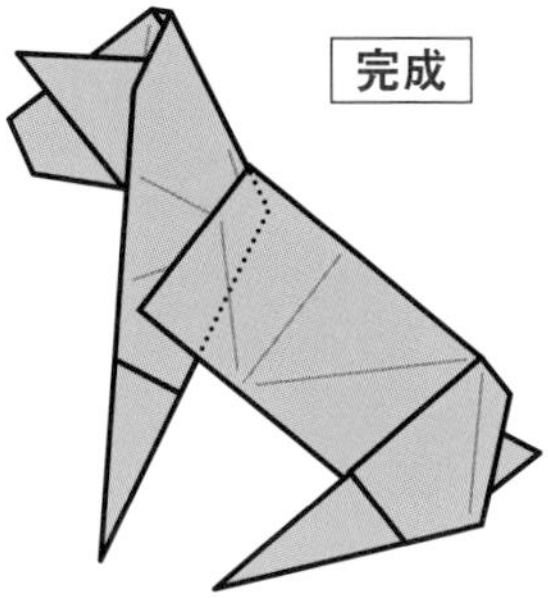

⑨と⑰をのり付けして
犬の完成

折り方参考
動画はコチラ

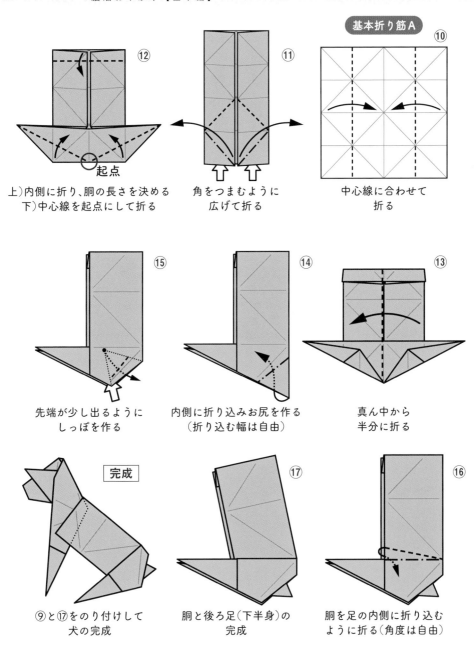

基本編
02

猫のフォルムをイメージ。ポイントは丸み

犬とくれば、次は猫です。

こちらも基本折り筋Aをベースに折ります。

猫は座った犬をアレンジしたものなので、犬ができるようになれば、そんなに難しくはありません。


猫のポイントはいかに丸い雰囲気を出すかです。

犬は背筋がまっすぐ伸びていて凛とした感じがしてよいですが、猫は「猫背」というぐらいですからフォルムが丸い。

そこで、犬の胴体の部分を丸くなるように折り込んで工夫してみました。


顔も犬とは少し違います。

犬は鼻先が出ていますが、猫は丸くてペチャッとした感じ。また、胴体に比べて顔も小さいですから、少し多めに鼻先を折り込みます。

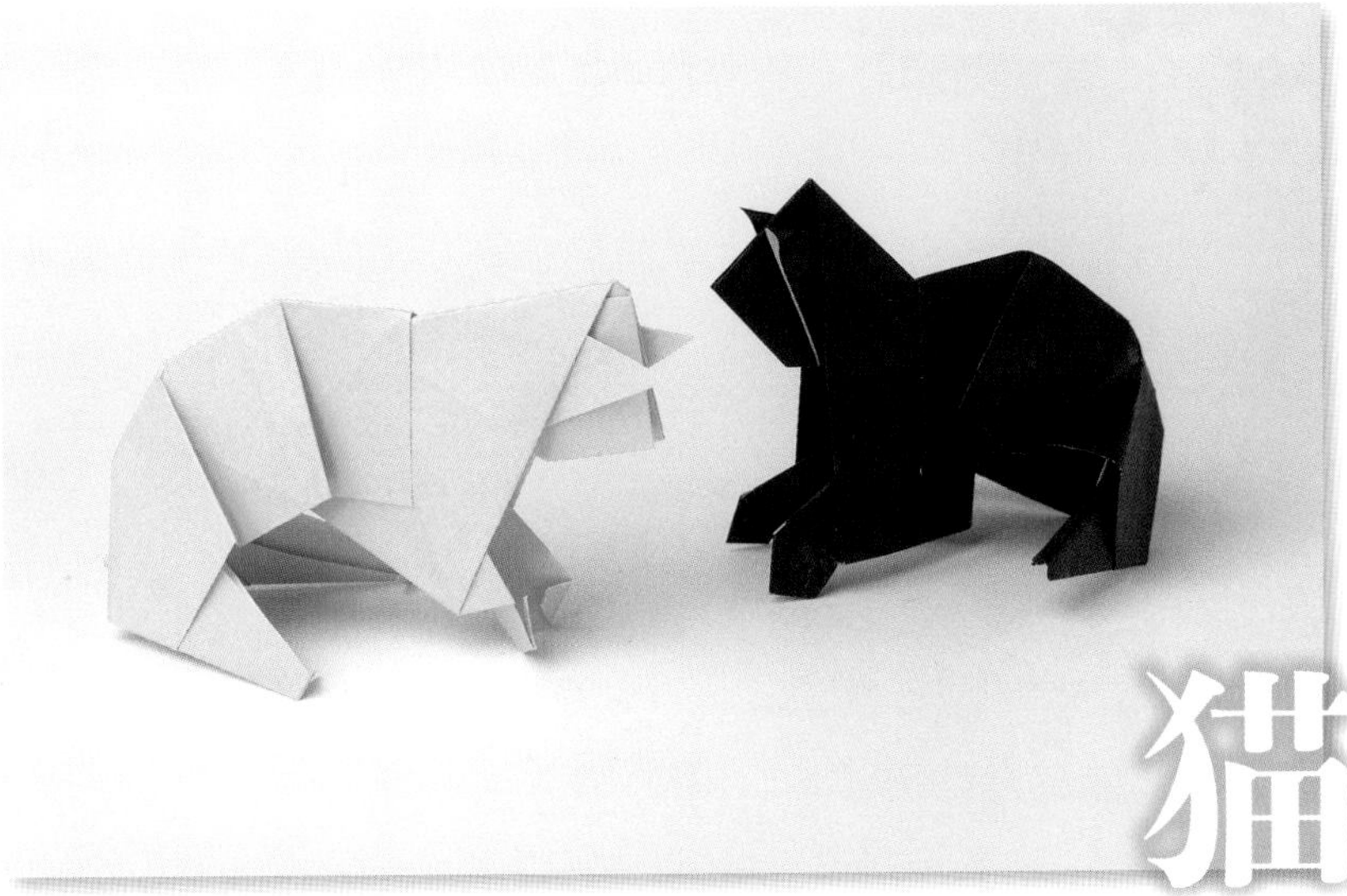

猫

鼻先の折り込む量を調節するだけで、犬にもなり、猫にもなるというわけです。

また、耳も幾分小さくなるように工夫するとより雰囲気が出るので、折るときは「どれぐらいがいいかな」とあれこれ調整してみてください。

さらに、猫の場合は、少しだけ足先を内側に折り返すと、より猫らしさが増します。

丸みのある分、犬よりは少しだけ手はかかりますが、かわいらしさがあるのが猫です。電車の中で猫を折っていたら、隣に座っていた女性に、

「あら、かわいい！　器用ですねー」

と声をかけられました。

ぜひ、あなたも挑戦してみてください。

猫の折り方

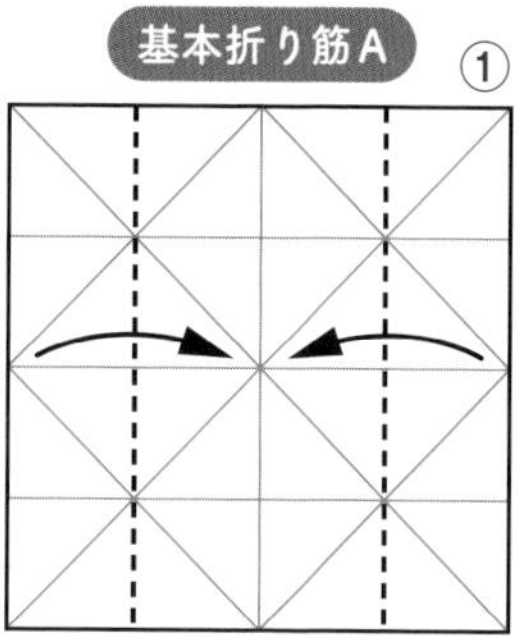

中心線に合わせて折る

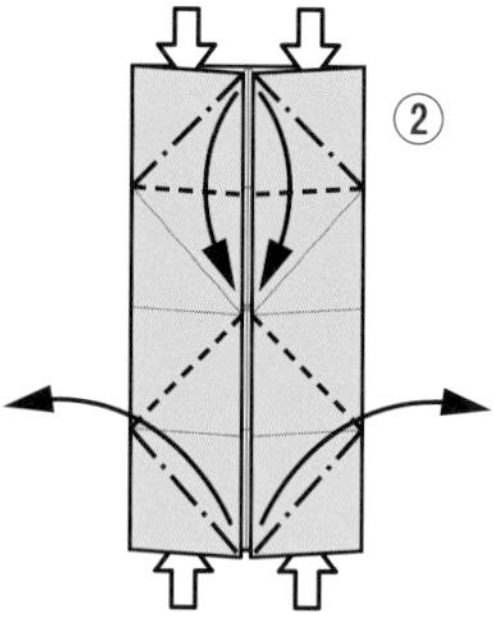

犬の折り図の②、③の
要領で折る

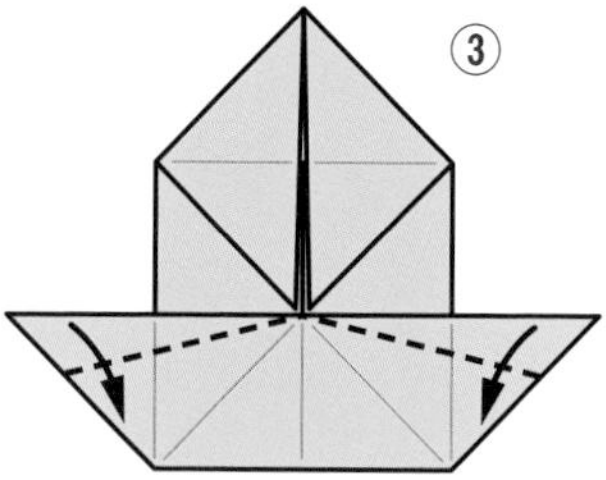

3分の1幅を目安にして
折る

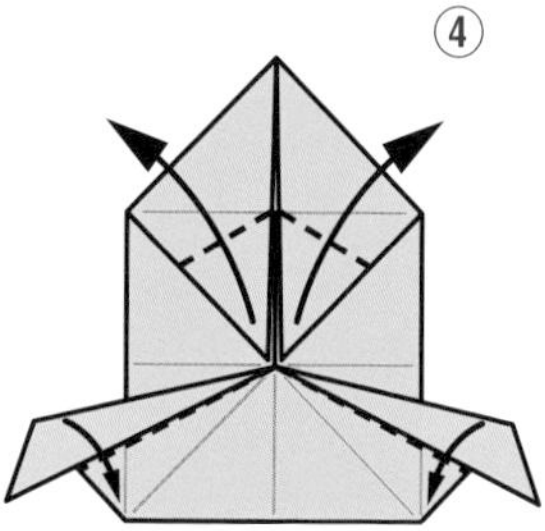

上)犬より少し小さくを
意識して耳を折る
下)折り筋に合わせる
ように折る

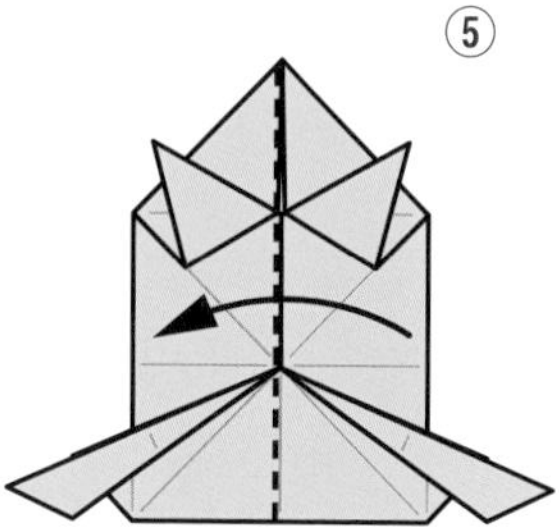

真ん中から半分に折る

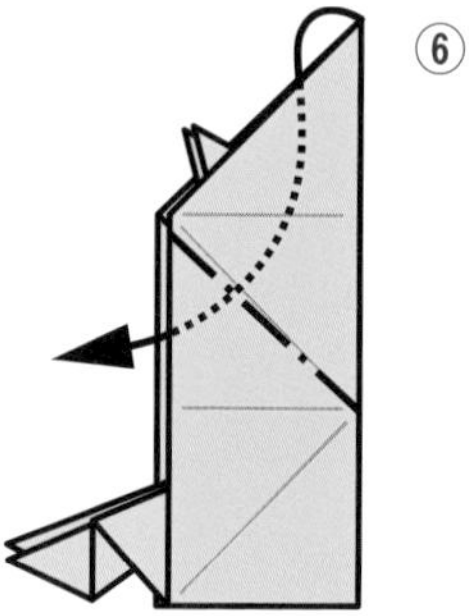

なかわり折りにして
顔を作る

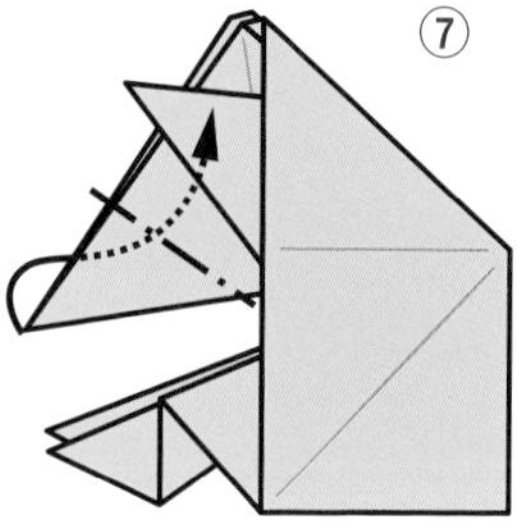

鼻先を犬よりも
少し多めに折り込む

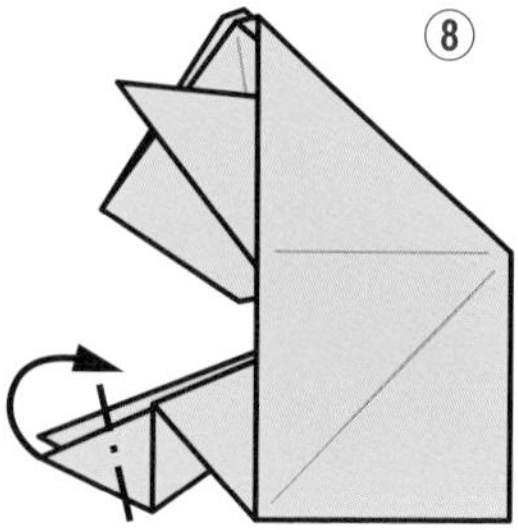

足先を内側に折る
(反対側も同様)

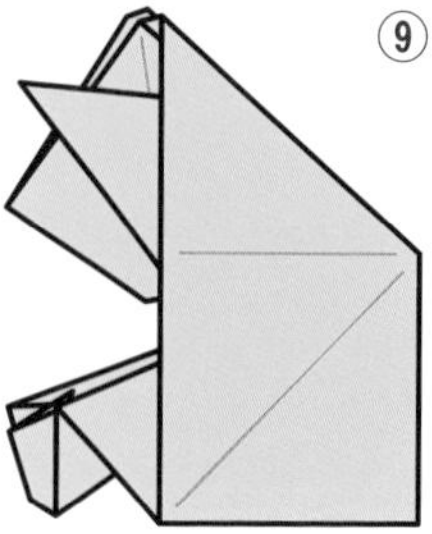

頭と前足(上半身)の完成

基本折り筋A ⑩

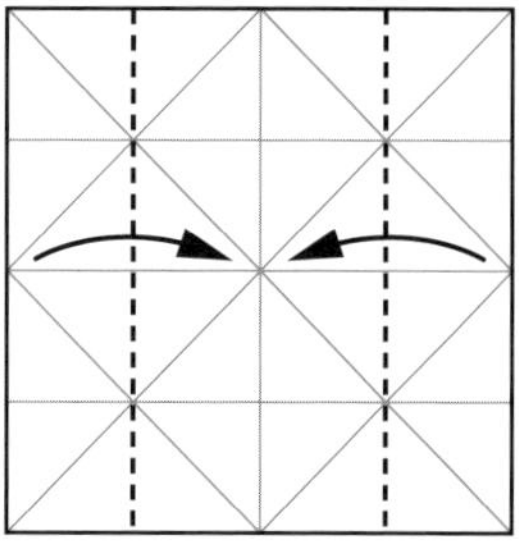

中心線に合わせて折る

⑪

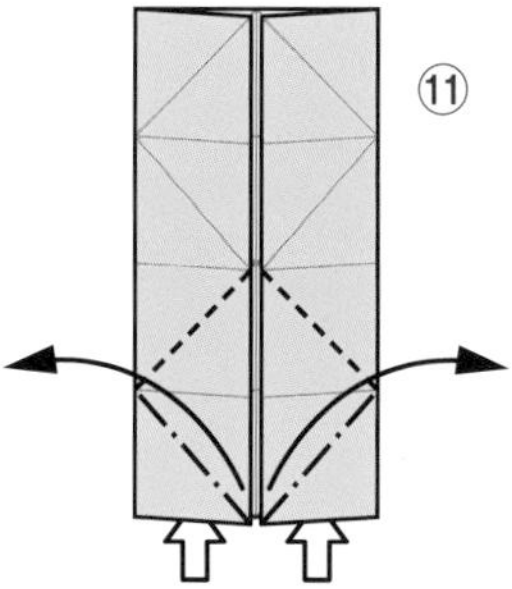

角をつまむように
広げて折る

⑫

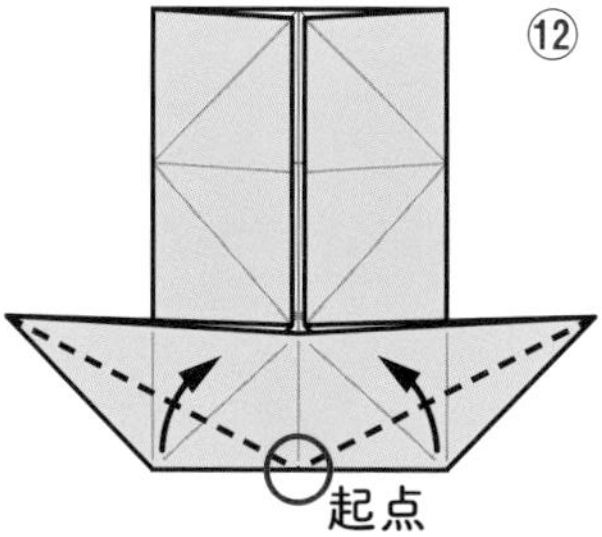

中心線を起点にして
折る

⑬

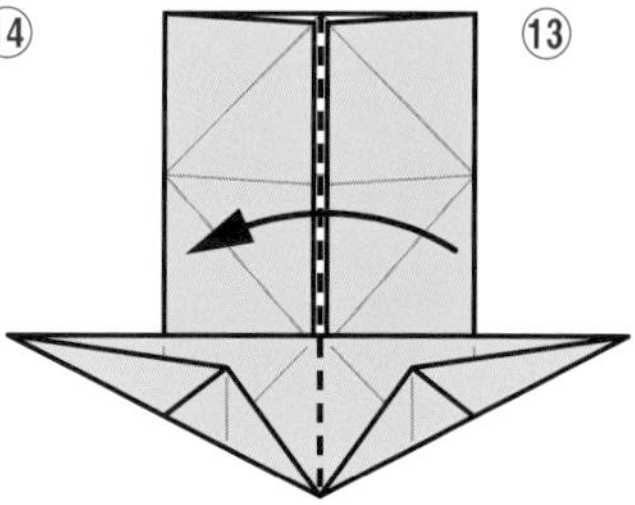

真ん中から半分に折る

⑭

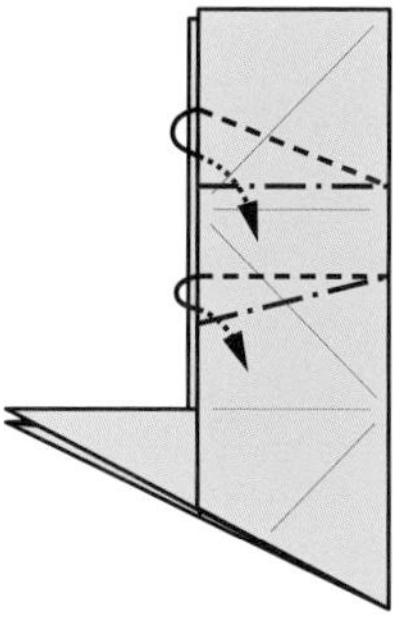

下から順に折り込み
背中を作る（位置は自由）

⑮

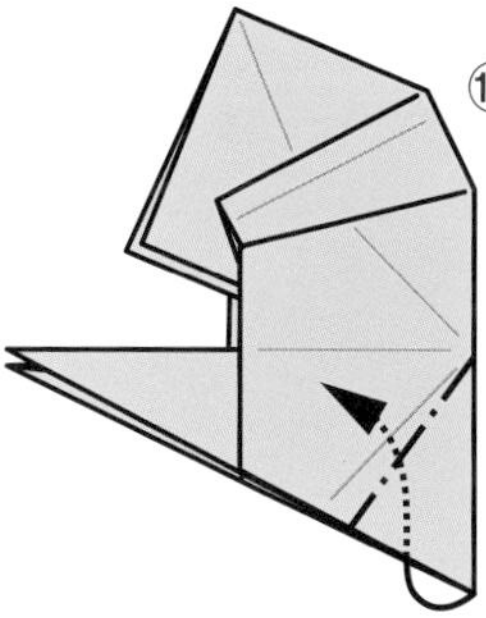

内側に折り込みお尻を
作る（折り込む幅は自由）

⑯

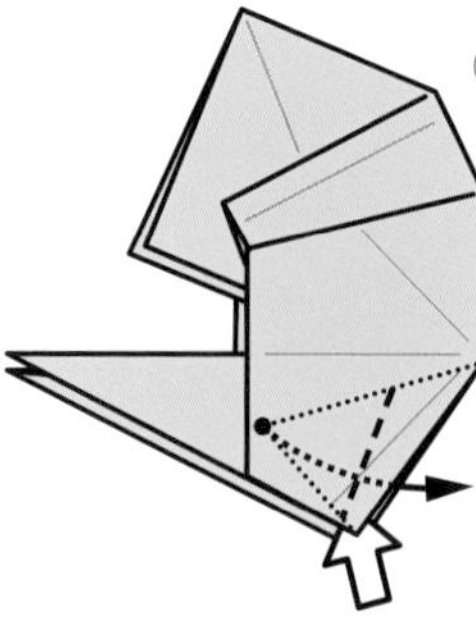

先端が少し出るように
しっぽを作る

⑰

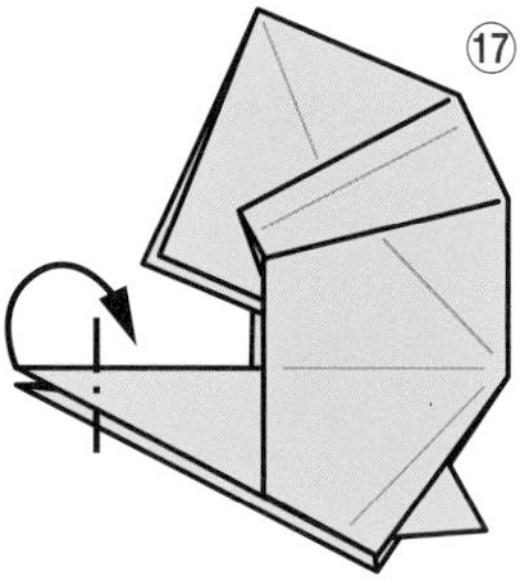

足先を内側に折り
胴と後ろ足（下半身）の完成

完成

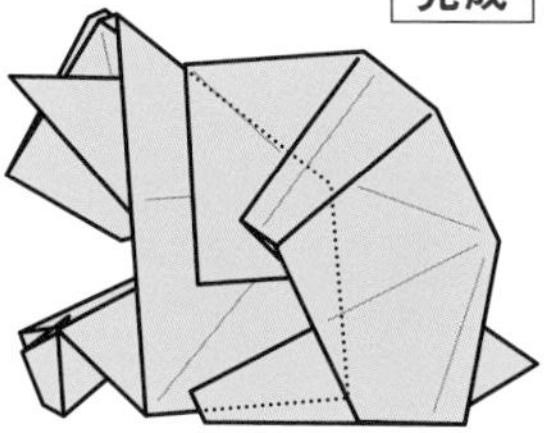

⑨と⑰をのり付けして
猫の完成

折り方参考
動画はコチラ

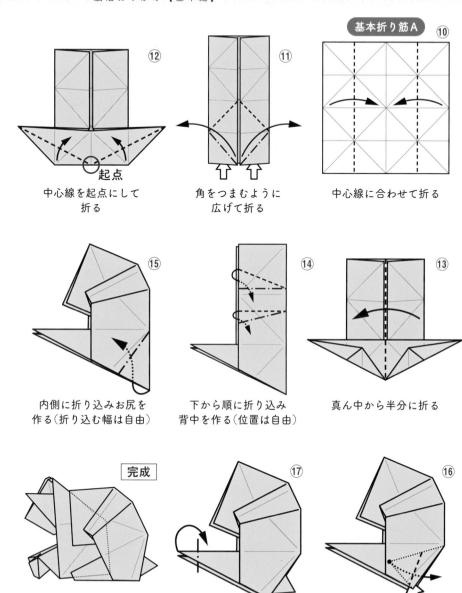

基本編
03

ペンギンはふっくら白いお腹に黄色い足先が特徴

高齢になっておりがみを始めた頃は、孫がまだ小さく、おりがみで動物を作るととてもよろこんでくれました。また、それが私の創作意欲を掻き立ててくれた原点でもあります。

前にもお話ししましたが、最初に作ったのは恐竜でした。で、何回か折っていると「あっ、ペンギンができるかも」とひらめいたんです。

ペンギンのベースは基本折り筋Bの鶴ベースです。もちろん恐竜も同じです。

私がおりがみでもっとも大事にしているのは雰囲気。**リアリティを追求するよりも、その動物の雰囲気が出ていればいい**と考えています。

そのためには、ペンギンを自分の頭の中にイメージしてみることが大事です。イメージできなければ、動物図鑑やインターネットで見て雰囲気をつかむといいでしょう。

まずは雰囲気をつかんで、紙をいじりながら、「どうすればいいんだろう?」

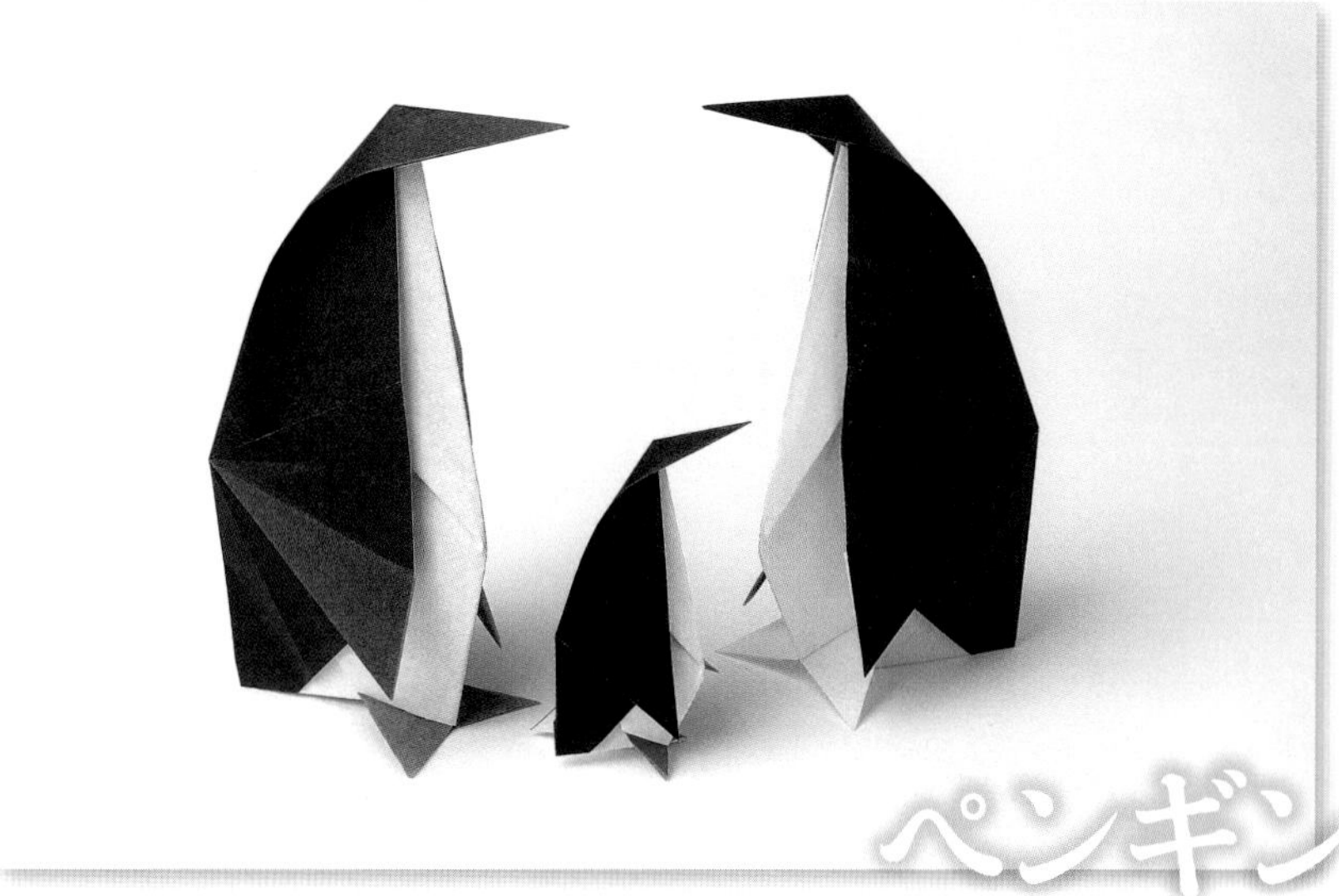

ペンギン

と自分のイメージに近づけていくわけです。

ペンギンのポイントはなんといっても胴体です。白いお腹は少しふっくらした感じにする。また足だけを黄色にするのもかなり試行錯誤しました。本当は教えたくないぐらい（笑）。でもそのおかげで随分と雰囲気が出たと思っています。

私は、「**おりがみは雰囲気を折り出すもの**」と思っています。形より雰囲気が大切なのです。なぜなら、**そこに美がひそみ、近松門左衛門のいう「虚実皮膜」の世界が存在する**からです。

みなさんもイメージを膨らまし、雰囲気を追求してみてください。

ペンギンの折り方

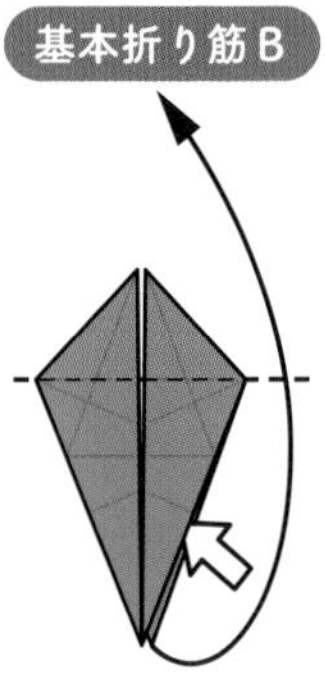

2枚目（下の部分）を
上に開く

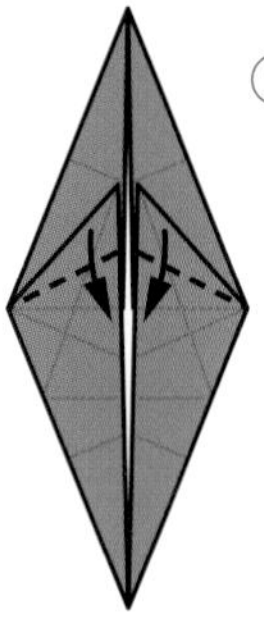

中心線に合わせて折る

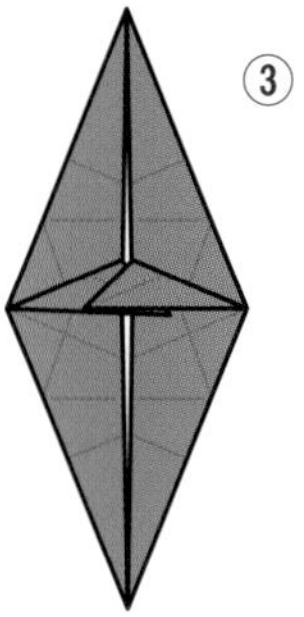

図のようになる

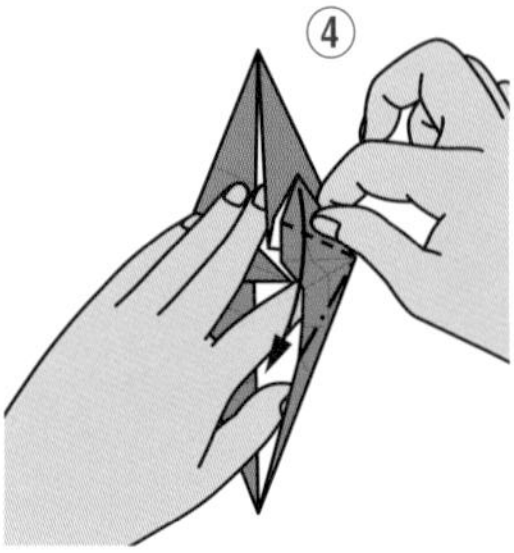

折り曲げた部分をつまみ
ながら指を入れて開く

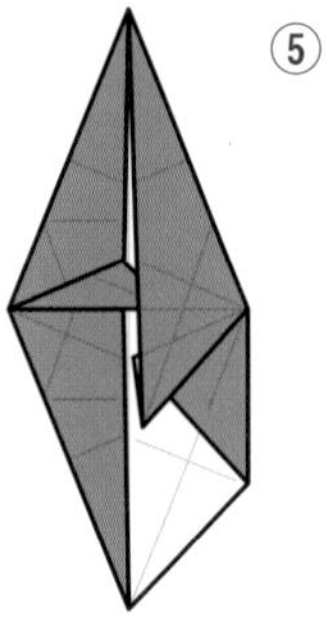

反対側も同様に折る

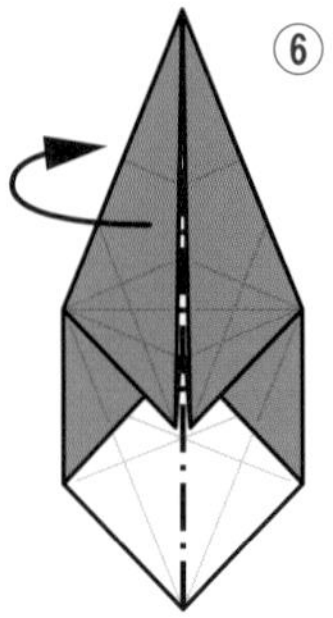

外側に半分に折る

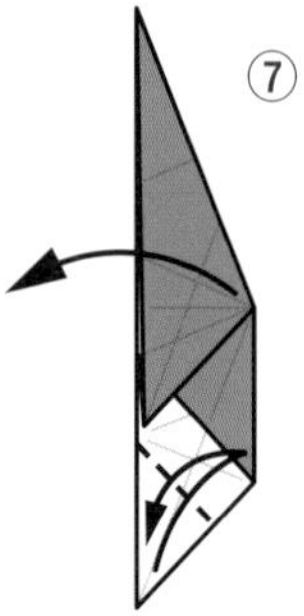

白い部分の先が少し
飛び出すよう折り筋を
つけたら⑧の形に開く

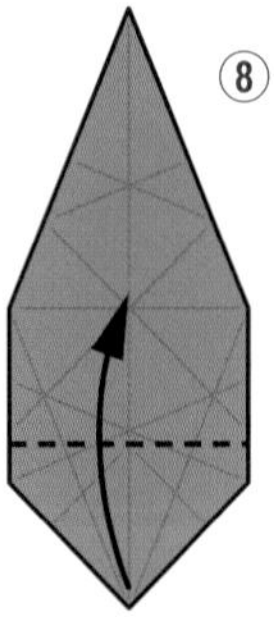

中心より少し上を
目安に折り上げる

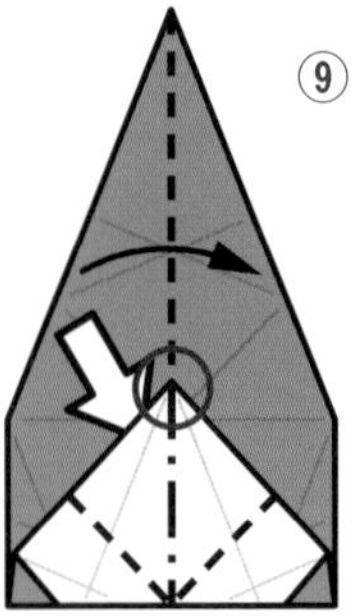

折り筋がついた白い部分の
角をつまみながら
内側に折る

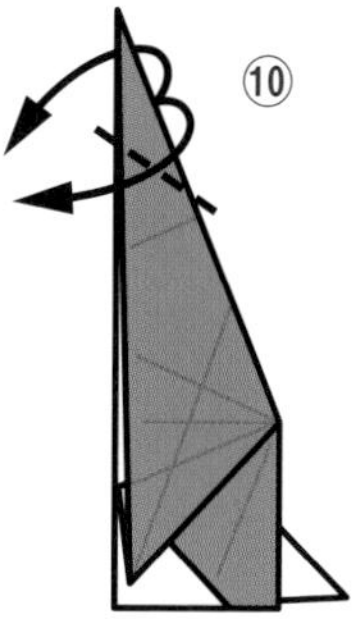

かぶせ折りにして
頭を作る

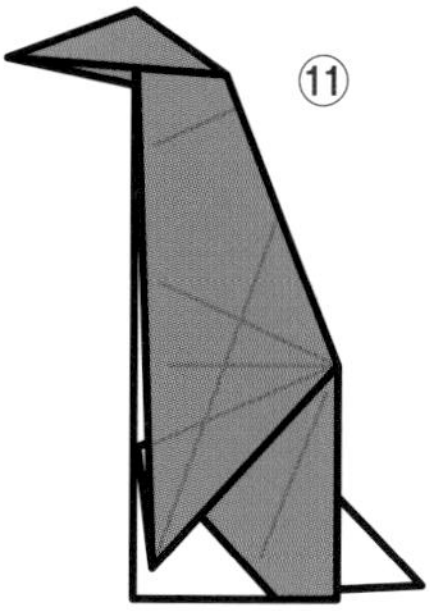

上半身の完成

基本折り筋B

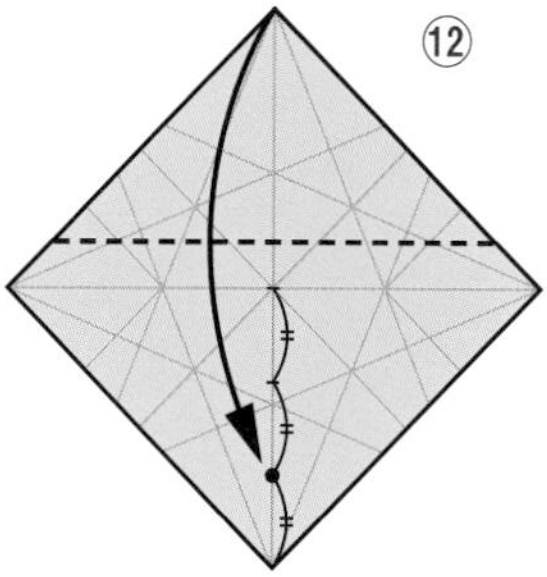

半分のさらに3分の1を
目安に折る

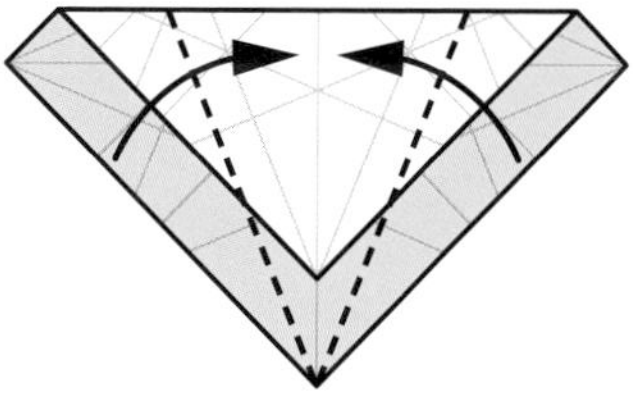

中心線に合わせて折る

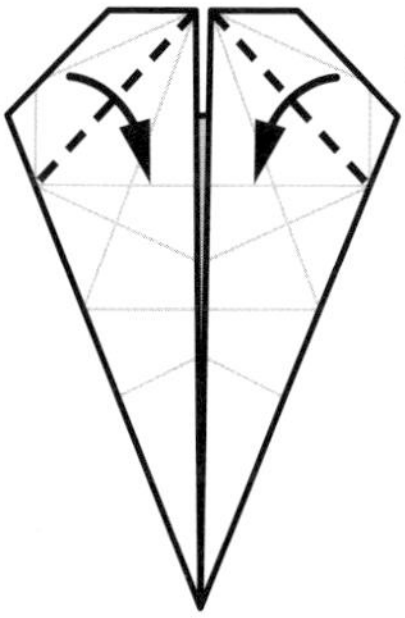

折り筋に従って中心線に
合わせて折る

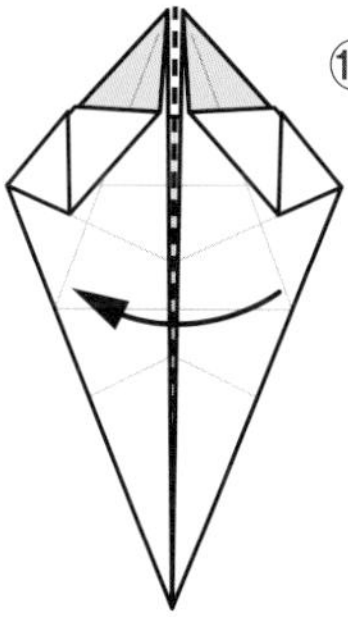

内側に半分に折る

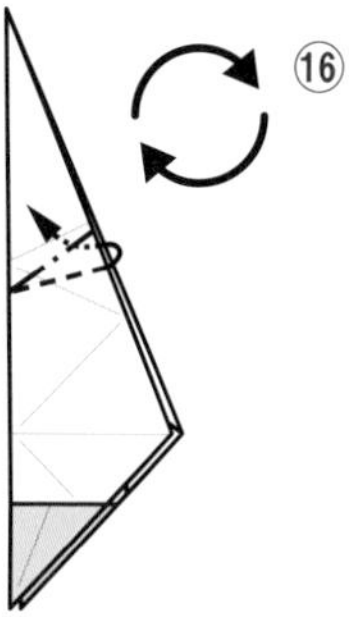

向きを変えお腹の部分の
真ん中あたりを
内側に折り込む

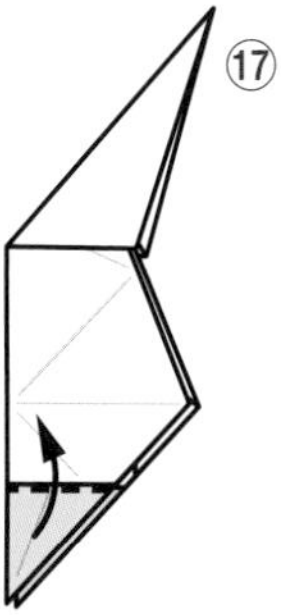

足の部分に
折り目を付ける
（反対側も同様）

完成

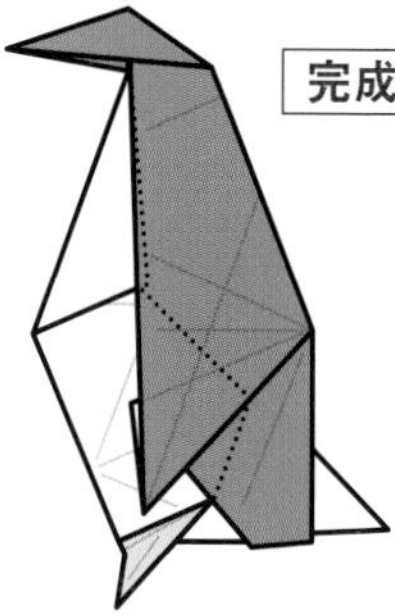
⑪と⑰をのり付けして
ペンギンの完成

折り方参考
動画はコチラ

Column
01

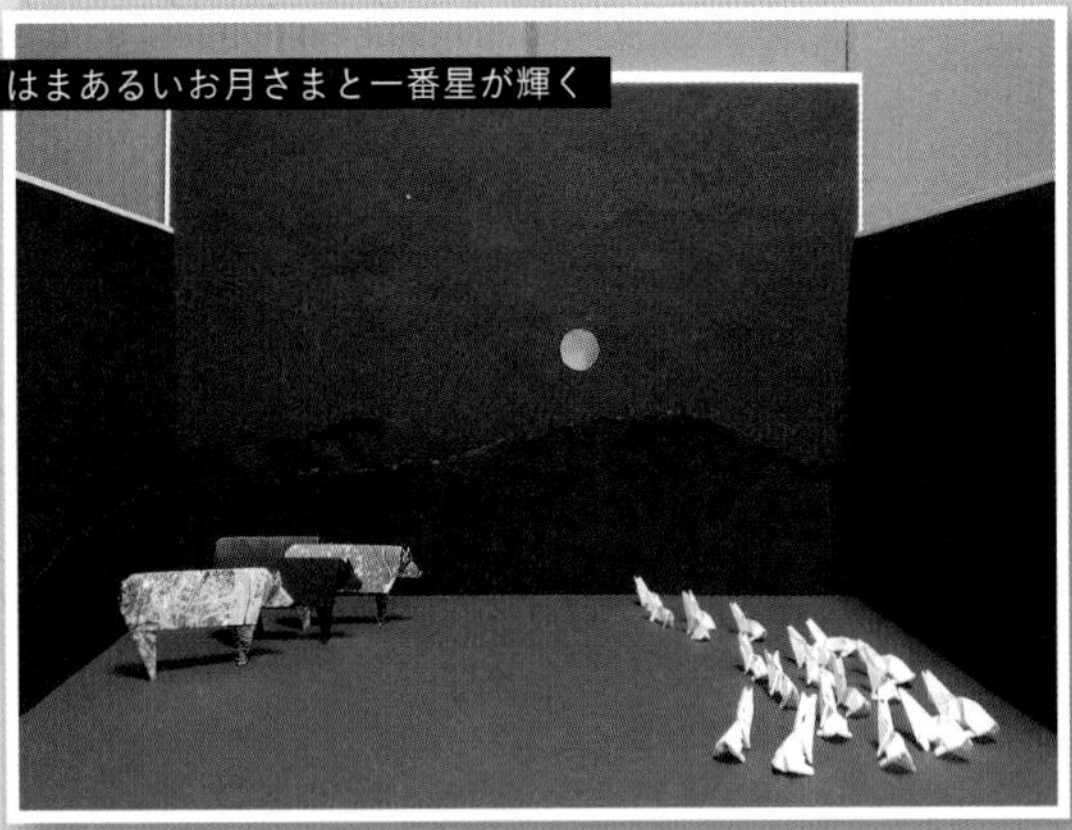
「十五夜」。空にはまあるいお月さまと一番星が輝く

おりがみで美術作品にチャレンジ！

うーさぎ、うさぎ、何見て跳ねる〜♪

みなさんもご存じの童謡『うさぎ』をイメージして作ったのが写真の作品です。

これは、私の第二の故郷である鹿児島のある美術展のコンクールに応募するために作ったものです。

十五夜の夜に15羽のウサギが山に向かって跳ねている。遠くには牛もいて何だか牧歌的であり、また懐かしいような風景を表現しました。

この作品にはいろいろな工夫があります。

ウサギは手前から大きさを変えることで遠近感をつけていますし、背景は絵の具などは使わず、色のついた紙で作りました。黒い山影は手で紙をちぎり、重ねて貼り付け遠近感を出しています。月はペットボトルの蓋を使って型を取り、カッターで丸く切り抜き、裏からグラデーションのかかった黄色の紙を貼り付けています（一番星もみつけてみてください）。

頭の中にあるイメージを形にするのも楽しいですが、紙を選んだり、身近にあるもので工夫して作ったりするのもまた楽しかったのを覚えています。

結果は残念ながら落選でしたが、この写真をFacebookにアップすると世界のいろいろなところに住んでいる人から「いいね」がもらえました。80歳を過ぎて世界の知らない人達とつながることができたことにも感激。

おりがみって、本当にいいものですね！

第4章

脳がよろこぶ
脳活おりがみ
【アレンジ編】

「あっ、新作ができた！」突然の発見が脳に快感を与える

小さな目標が前頭前野の前方を活性化する

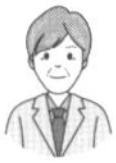

みなさん。おりがみにハマってきましたか？

この章では自分だけのおりがみをあれこれ考える楽しみ方を紹介していきたいと思います。今まで覚えた折り方にちょっと工夫を加えてみるだけで、全く新しいものができたり、思いがけない感動が得られたり……。おりがみの楽しみ方を無限に広げるようなおりがみを紹介できたらと思っています。

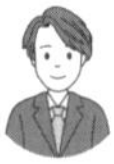

いいですね。おりがみにどんどんのめり込むと、脳もどんどん活性化しますしね。では、ここでひとつ質問させてください。伊達さんはおりがみを折っていてどんなときに幸せを感じますか？

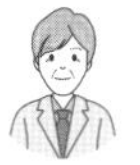

そうですね……。たとえば、犬の形をちょっと工夫してみたら、猫が折れたときや、恐竜を折っていたら、いつのまにかペンギンになったときは、たまらなく嬉しかったです。

その他にも普通の鶴を折っていて、おりがみを裏返しに使うことを思いつき、やってみたらタンチョウヅルが折れたとか、その方法をヒントに、白黒のパンダが折れたとか、**思いがけないひらめきで、新しい動物のおりがみを考えついたときの快感はたまりません。**

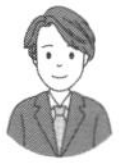

型にはまっているのを作るのもいいですが、自分なりにアレンジして折ったときに「こんなものができた！」というのはいうまでもなく脳によい影響を与えています。毎日新しい作品ができるわけはないとしても、ある日できるわけで、その**快感を追い求めながら毎日おりがみを続ける行為**はなんだかうらやましいです。

幸福度は自己決定が生み出している

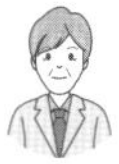

ありがとうございます。そんな一つひとつが、やる気になりますし、何よりもできたときの感動がたまりません。

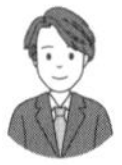

子どものように夢中になっている伊達さんの姿が目に浮かびます。

私も工作好きな子どもでした。なかでも大好きだったのはブロック遊び。ブロックは毎回自分で形を選んで作っていくから自己決定の塊です。

最近の「幸福度が何から生み出されているか」という研究で、いろいろある要素の中で、大きな要素のひとつが自己決定でした。

自己決定をしている頻度が高い人ほど幸福度が高く、自己決定をしていない人、つまり、人の指示で「これをやりなさい」といわれてやる人ほど、幸福度が低かったんです。

自分で決めることが幸福度を高めているのは、**やる気ホルモンの「ドーパミン」**が出ているからだといわれています。やる気が高い状態は意欲であふれています。すると、目標も持ちやすくなりますし、生きがいを感じますので、幸せになりやすいんです。

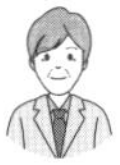

なるほど。**おりがみもひと折りひと折り決めて作っていくわけですから、ある意味自己決定の積み重ねでできあがっている――**。幸福度も高まりそうですね。

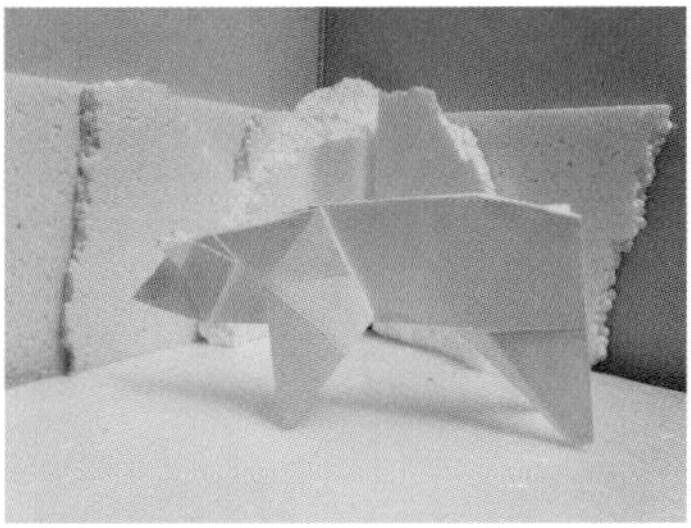

シロクマ

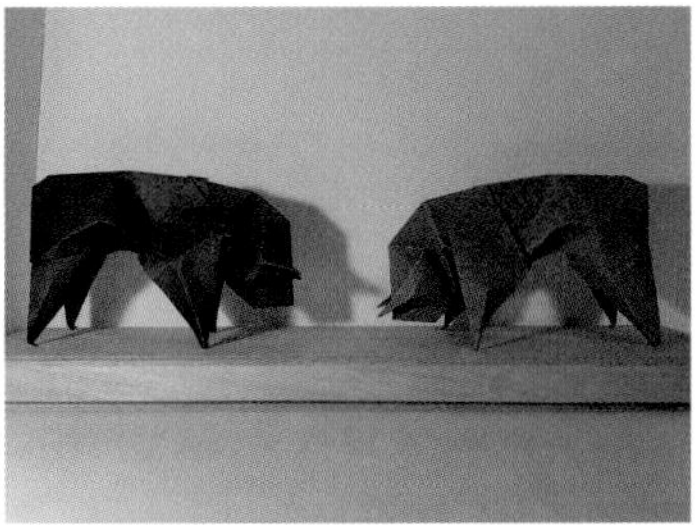

闘牛（「紙わざ大賞 31」入選作品）

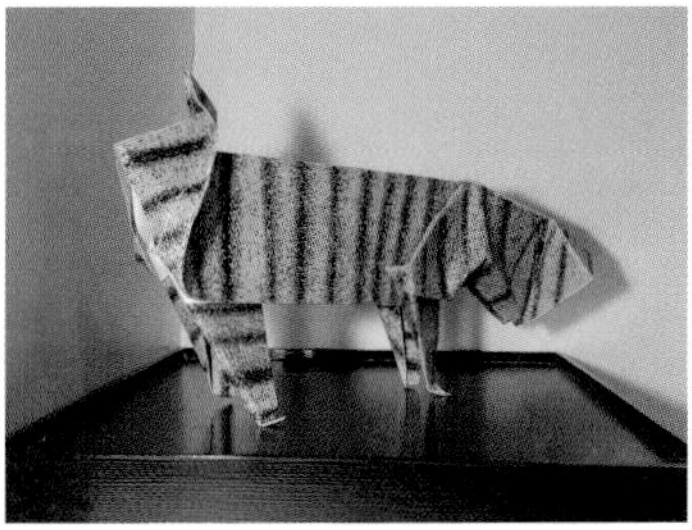

トラ

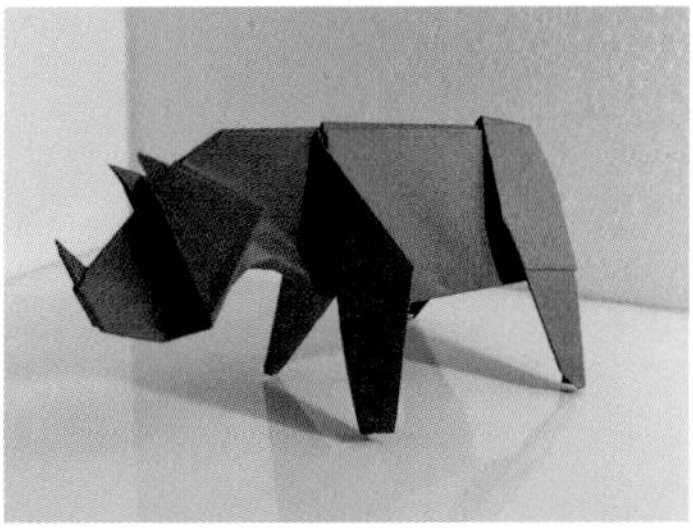

サイ

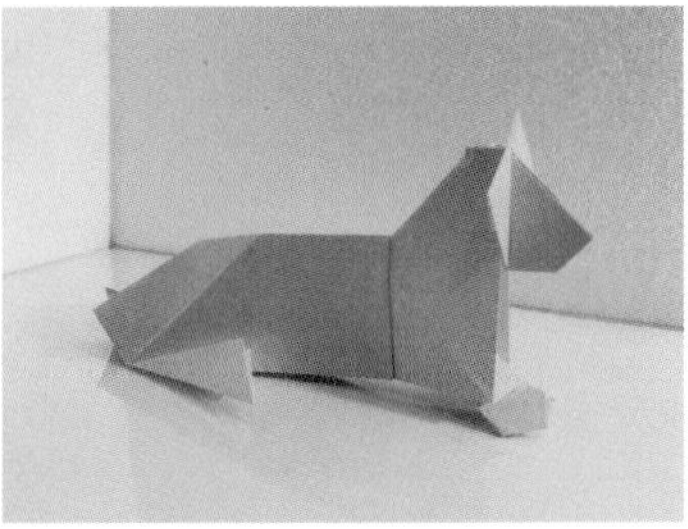

ライオン

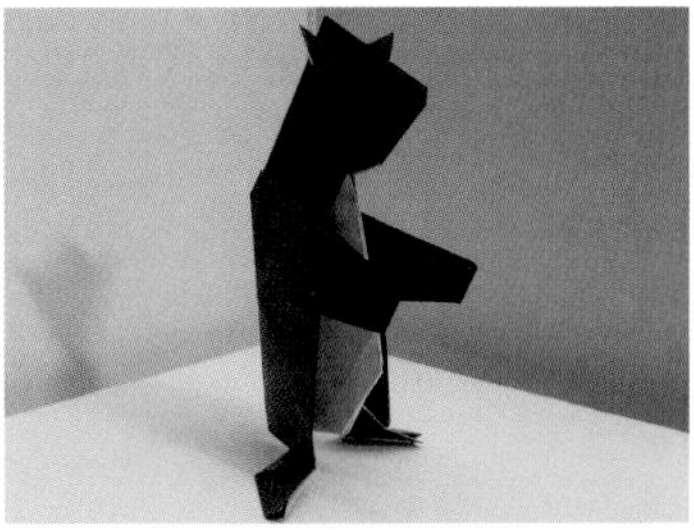

クマ

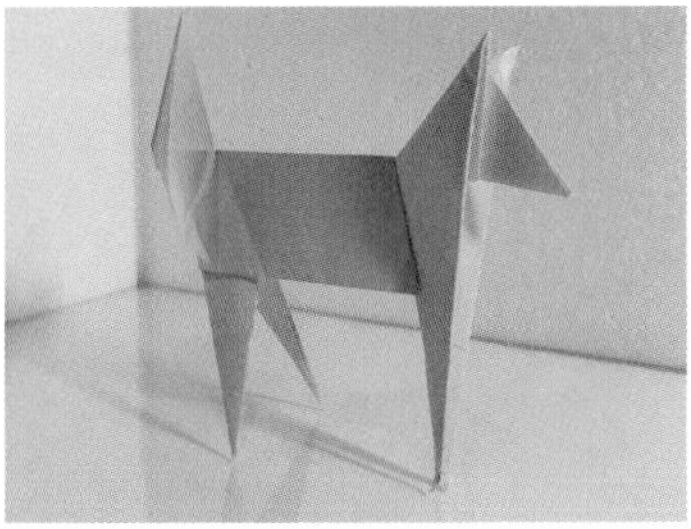

キツネ

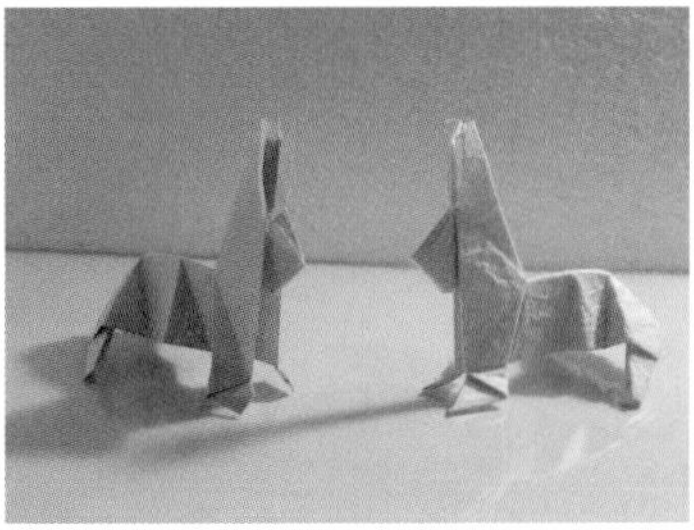

ウサギ

おりがみで、もう「つまづかない」「時間に遅れない」

ゴールから逆算して折ると判断力が身につく

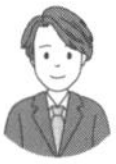

伊達さんはおりがみを折るとき、仕上がりの色や柄を想像して紙を選んだりしますよね。

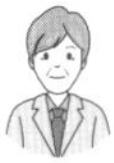

よくやります。牛を折るにしても、「ホルスタイン種（白と黒の柄が特徴的）の牛を折るなら、白地に黒の模様がある紙がいいな」などと考えます。

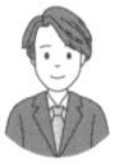

そうですね。このとき、伊達さんは、頭の中ではゴールを設定して、それに向かってどうやったらいいのか？　あれこれと考えている状態になっています。

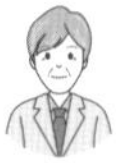

ほう。すると何がいいんですか？

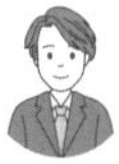

前頭前野の下の部分（前外側前頭葉《ぜんがいそくぜんとうよう》）が活性化します。ここは、自分の未来の行動の成功確率を予測して、その予測に基づいて意思決定を行っている場所といわれています。

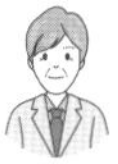

ん。また専門用語が出てきて、何かちょっと難しいですね。

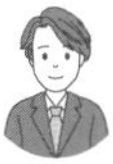

すみません（笑）。要は、脳が「こうなるだろう」と思って（予想して）、動いているわけです。では、そうすることで何が鍛えられると思いますか？

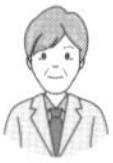

意思決定ですから、「判断力」ですかね？

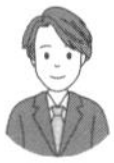

そうなんです。**「判断力」が鍛えられるんです。**
たとえば、伊達さんの周りには、**歩いているときにこけたり、つまづいたり、机の角に身体がぶつかったりすることが増えた、といっている高齢の人がいませんか？　このような人も実は判断力が鈍っている可能性があるんです。**

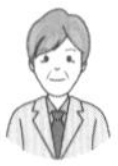

えっ、そうなんですか。

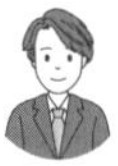

はい、判断力が鍛えられると「とっさによける」ことができるかもしれない、という論文も出ているほどです。

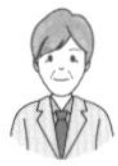

なるほど、**「体力が衰えたからかな」と思っていたことが、実は脳の「判断力」が鈍っているせいだった**とは、驚きです。

おりがみで、ルーズな生活にサヨナラ

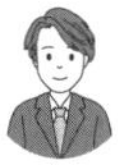

また、**頭の中でゴールを設定して、それに向かってどうやったらいいのかあれこれと考えることは、知らないうちに「段取り力」を鍛えていることにもなります**。人は、歳を重ねることで時間管理がルーズになったりもします。

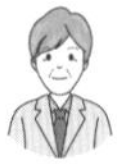

そうかもしれませんね。おりがみの話をしていたらついつい時間がオーバーしてしまうんですよ。

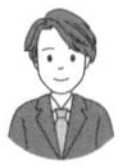

そうだったのですね。実は、歳を取ることでだんだん楽観的になって、計画が甘くなったり、段取りが甘くなったりするんです。

たとえば、仕事の締め切りに間に合わないとか、料理を作るのも昔より時間がかかってしまう。あと、30分でかける準備ができると思ったら全然終わらなくて、待ち合わせの時間に遅れる、なども歳を取ることで増えてきます。

でも、毎日おりがみを折って段取り力を鍛えておけば、自然とこのようなことも減ってくることが期待できます。

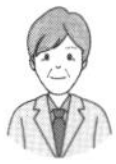

へぇ〜、そんなもんなんですか？

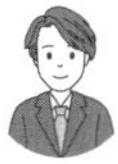

前にも紹介しましたが、人には「学習の転移」という習性があるので、**おりがみが生活上のいろいろなことへの「段取り力」に影響することが期待できます。**

「どれにしようか」と紙を選ぶだけで脳は幸せになる

複数のものから選ぶとドーパミンがどんどん分泌される

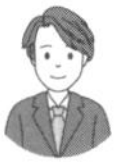

突然ですが、伊達さんは料理が2種類しかないビュッフェ（食べ放題）と、50種類あるビュッフェでは、どちらがうきうきしますか？

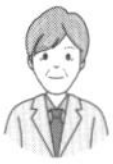

そりゃあ、50種類もあるほうが、当然うきうきしますよね。

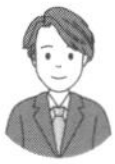

そうですよね。私たちは、**複数の中から何かを選んだり、何かに決定した瞬間にドーパミンがどっと出ます。**

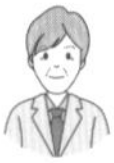

ビュッフェの料理を食べる前にすでにドーパミンが出ている？

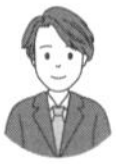

そうです。料理を選んでいる瞬間にどんどん出ます。ドーパミンは幸せホルモンのひとつでもあるので、出ると幸福度が非常に高くなります。だからレストラン業界でビュッフェが流行るんです。

もっというと、インターネットやスマホで何かを検索すると、検索結果の一覧が出ます。その中から、「どれを選ぼうかな」と考えて、ひとつをクリックすることでもドーパミンが出てきます。検索して、クリックするたびに、ドーパミンが出てくるから、やめられなくなる。つまり、ネットで買い物がやめられない人は、実はドーパミン中毒の状態であるかもしれないのです。

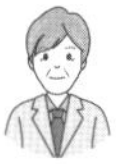

では、おりがみも、「どれにしようかな」と柄や色の組み合わせを選んでいるときは、ドーバミンを出していることになりますか。

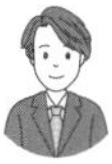

はい。ドーパミンはそもそも「やる気ホルモン」としても有名で、「意欲」を高めます。**歳を取るとこの「意欲」がどんどん落ちてきます。原因はドーパミンが出なくなるからです。**すると「食べたいものがない」「新しい場所に行きたくない」「好奇心もない」といった「ナイナイ状態」が起こります。

しかし、複数の中から選ぶことによって、このドーパミンが出ますので意欲が

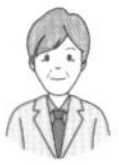

出る。端的にいえば、脳活になります。

チラシや包装紙を並べて、「この紙だとトラができそうだな」「この柄はタヌキに向いてそうだ」「このクラフト紙を使った袋は犬にいいかな」と考えて、「よし！　この紙でこれを折ろう」と選ぶことがあります。その瞬間にドーパミンが出ているわけですか。

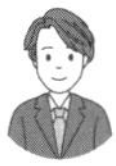

かなり、出ているでしょうね。**おりがみを折るときには、毎回、いろいろな包装紙やチラシやおりがみや和紙などを並べて、「さて、今日はどの紙から始めようかな」と選ぶというのもいい習慣**です。

紙を集めるだけでも脳活になる

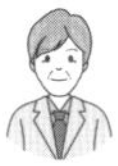

紙を集めること自体も脳にいいですか？

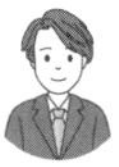

いいですよ。旅行に行くと、見たこともない色や素材と出合うことがあると思います。お土産用の包装紙もいろいろありますよね。普段から、そういうものを

集めておくとバリエーションが楽しめていいと思います。

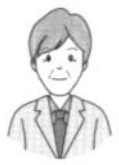

お土産にいただいたお菓子の包装紙で、きれいなものはいつも大事に取ってあります。おりがみにはまる前は、結構、バリバリ破いて開けていましたが、いまは慎重にていねいに包装紙を開きます(笑)。

新しい柄の紙に出合うと、「おっ！」と嬉しくもなります。

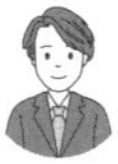

予想外の嬉しいことが起こっても、ドーパミンは出ます。映画で予想した通りの結末だとつまらない。おもしろい映画はだいたい予想外の結末です。ドーパミンが出るから、嬉しいわけです。

これを逆手に取ってビジネスにしているのが、ギャンブルです。馬券で1回当たると、予想外で大量のドーパミンが出ます。

するともう一度その快感を体験したくてやってみる。ところがなかなか当たりませんから、次こそは、となってはまるんです。

おりがみの場合は健全に、お金もかけずに、ドーパミンを出せます。おりがみでどんどんドーパミンを出して、どんどん幸せになりましょう。

アレンジ編 01

「逆の発想」でやっこさんから生まれた忍者

ここからは私のアレンジおりがみを紹介します。ここに載っているおりがみがみなさんのアレンジおりがみのヒントになれば嬉しいです。

まずは忍者からです。外国の人におりがみを紹介する本に、やっこさんを「忍者」と書いているものがありました。

やっこは、辞書には「江戸時代の使用人」とありますが、外国人に説明するのにわかりにくいので、「忍者」としたのかもしれません。

NINJAは、外国映画にも度々登場し、外国人にも人気がありますから、「忍者」と書きたい気持ちはわからないでもありません。

でも、そのおりがみを見て、「忍者なら、やはり頭巾をかぶっていたほうがいい」と思いました。そこで、どうやったら頭巾が作れるか、考えました。

そこで思いついたのが、やっこさんの顔の部分を逆に折って、頭巾の部分をふくらませることです。

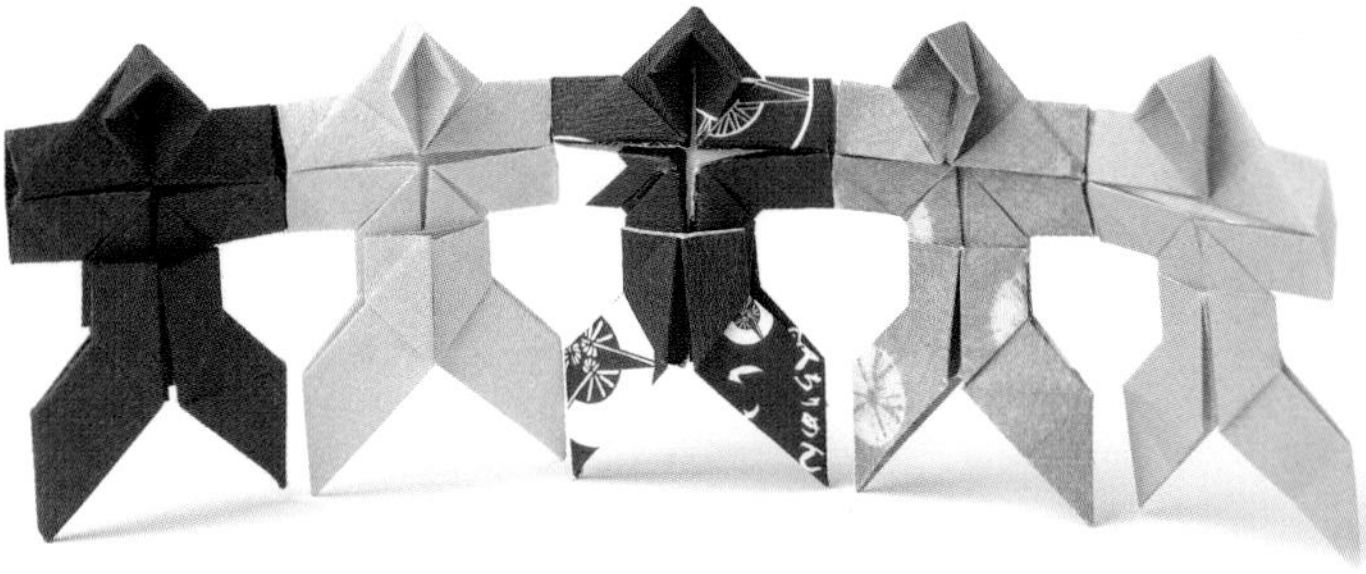

忍者

「押してもだめなら引いてみな」などといわれますが、**創作おりがみでも、逆の発想や視点をもつことはとても大切**です。

おりがみを触っていて、「なかなか思い通りの形にならない」「ちょっと違うな」と思ったら、私は反対側に折ったり、裏返してみたり、逆の発想をしてみることにしています。すると新しい発見が生まれることがあります。時には間違えて折ったときに新たなイメージが湧くこともあります。

常識にとらわれずにどんどん自由な発想をしていくことで、新しい形が生み出されていく――。

それがおりがみの楽しさです。

基本折り筋A ①

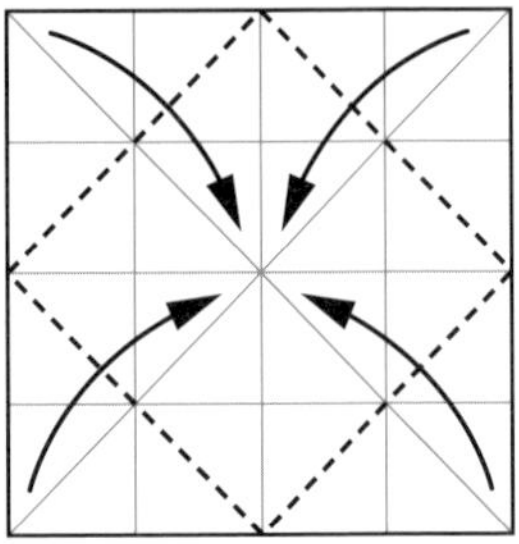

角を中心に向かって折る

②

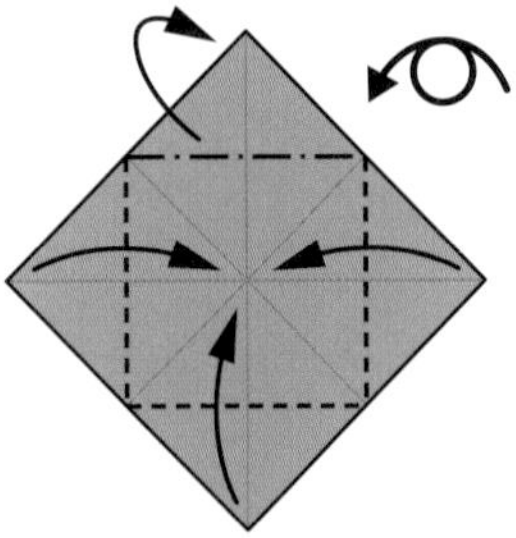

裏返して角を中心に
向かって折る
（上のみ外側に折る）

③

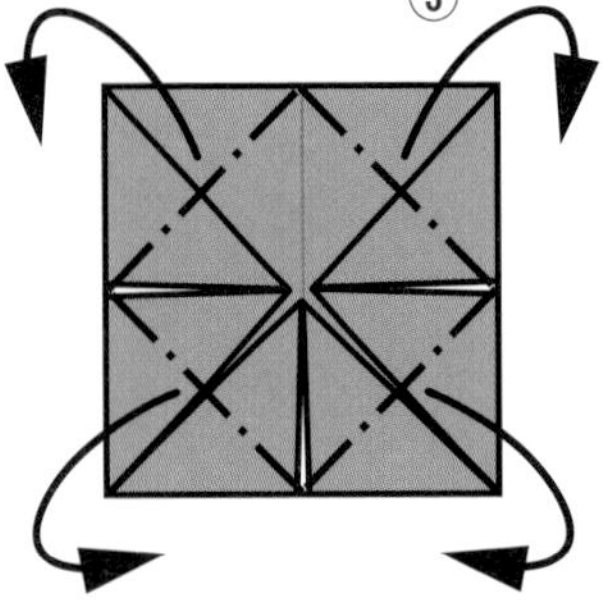

角を外側に折る

④

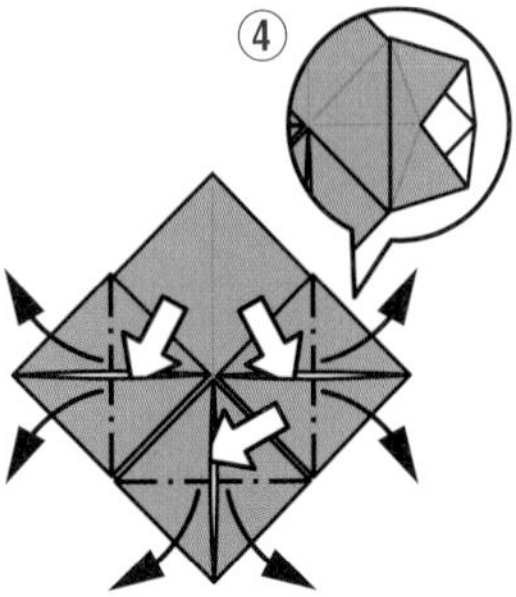

三方の内側を開いて
つぶすように折る

⑤

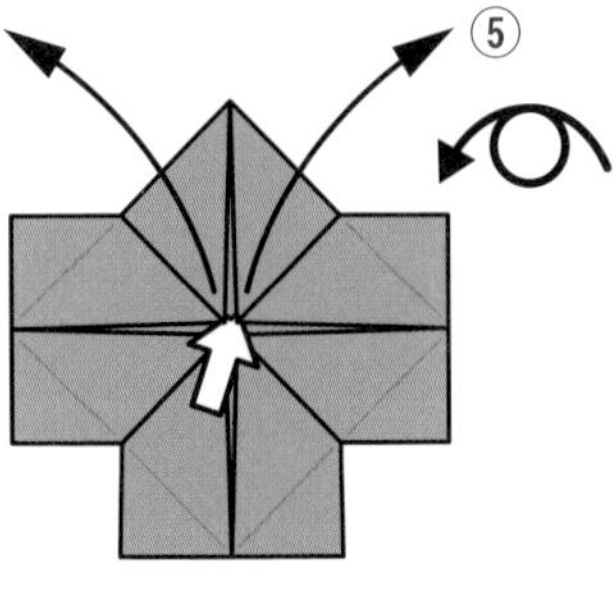

裏返して上部を開く

⑥

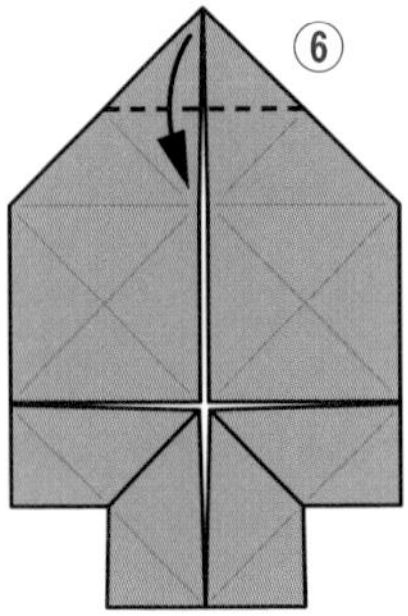

上の角を折る

⑦

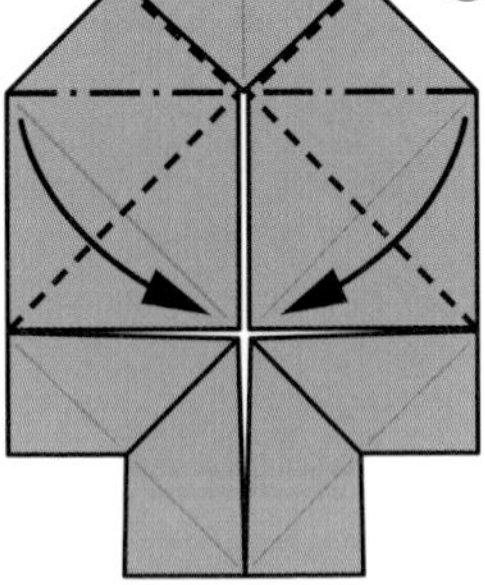

中心に向かって
たたむように折る

⑧

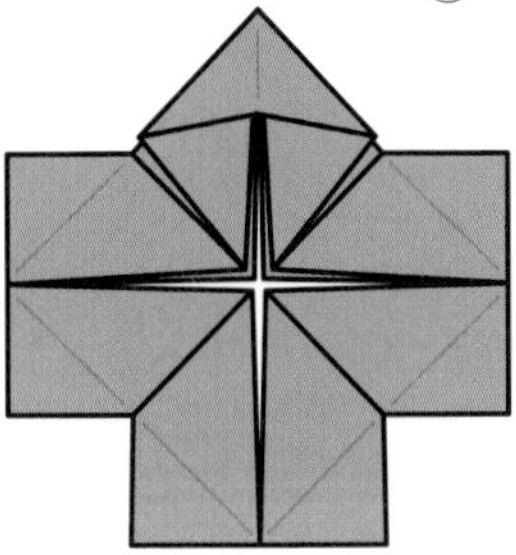

頭巾をかぶった
上半身の完成
※胸のあたりは開かないように
のり付けするとよい

基本折り筋A ⑨

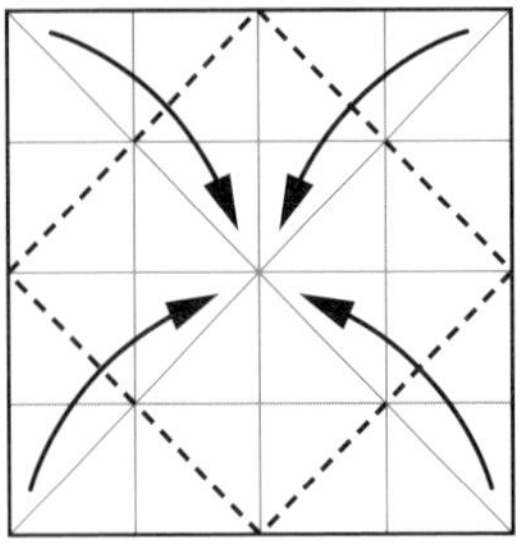

角を中心に向かって折る

⑩

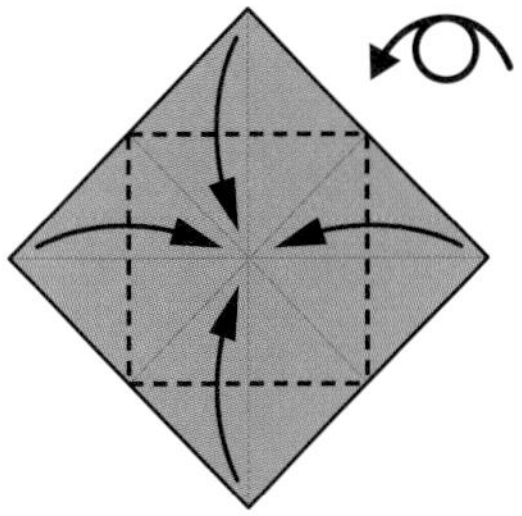

裏返して角を中心に
向かって折る

⑪

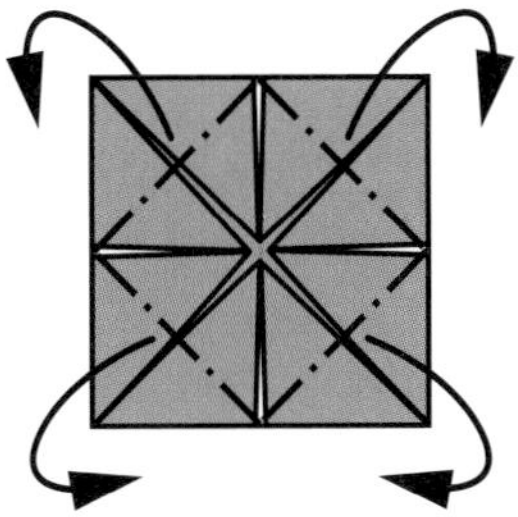

角を外側に折る

⑫

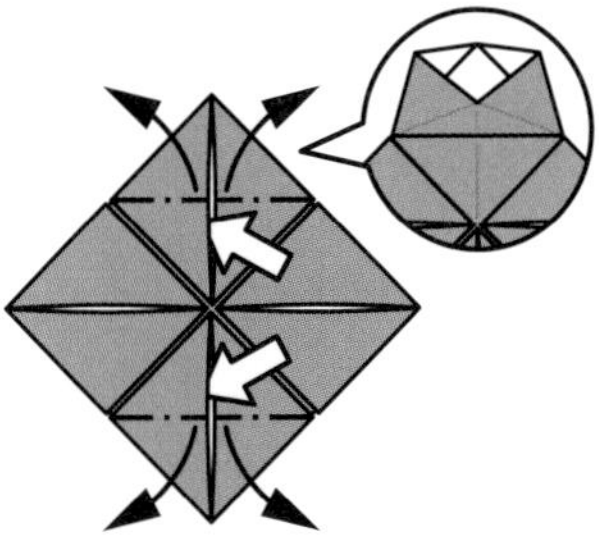

上と下のみ内側を開いて
つぶすように折る

⑬

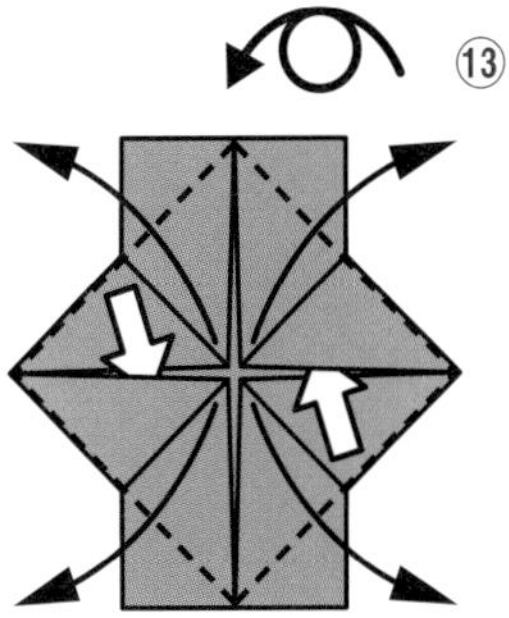

裏返して中心を開き
四角にする

⑭

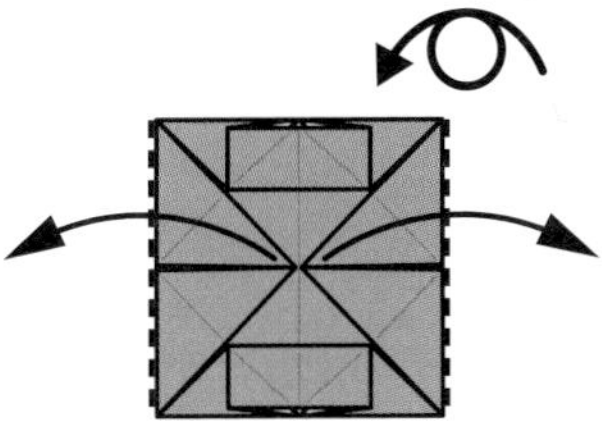

裏返して左右に開く

⑮

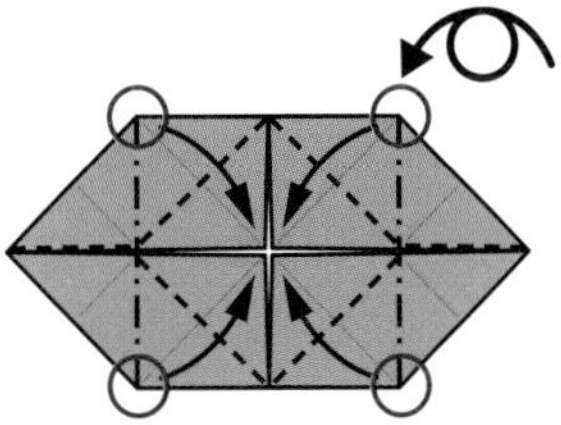

裏返して折り筋に従って
たたむように折る

⑯

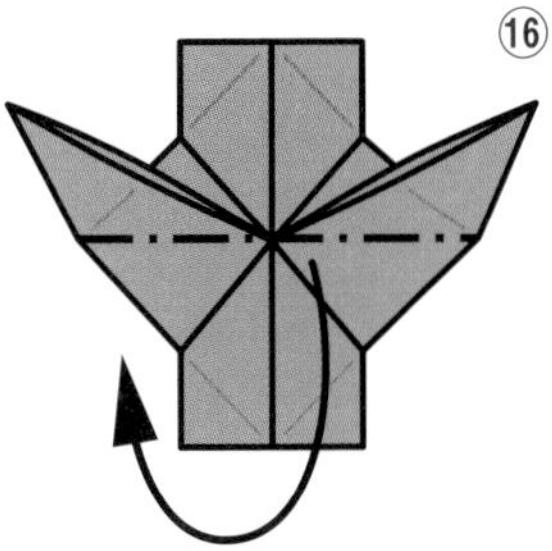

真ん中から外側に折る

⑰

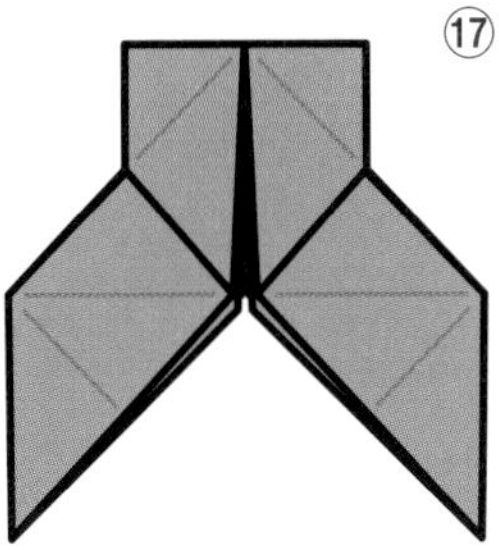

袴の完成

完成

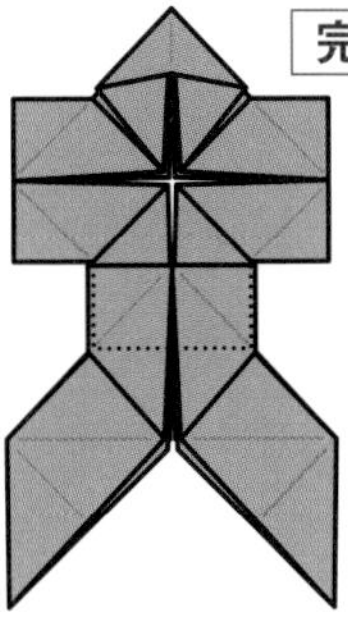

⑧と⑰をのり付けして
忍者の完成

折り方参考
動画はコチラ

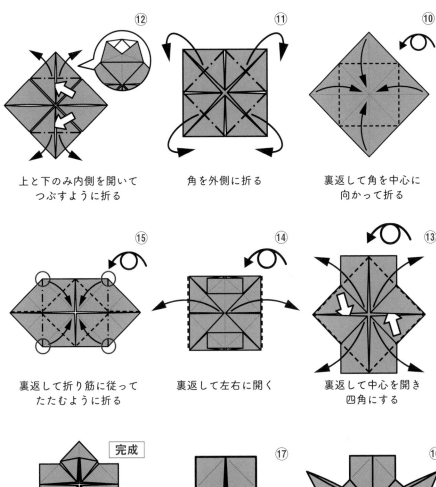

アレンジ編 02

切り込みを入れ、ツートンカラーにすれば タンチョウヅルに

鶴といえばタンチョウヅル。真っ白い翼と胴体を持ち、首のあたりが黒くて、頭が少し赤い。色のコントラスがとにかく美しく、印象的な鳥です。

そこで、鶴をアレンジしてタンチョウヅル作りに挑戦しました。

白と黒を表現するために、表が黒く裏が白い1枚のおりがみを選んで、作り始めました。タンチョウヅルの首と尾の黒い部分を何とか表現できないかと試行錯誤するうちに、首と尾の部分を立ち上げる前の折り方を少し工夫して、紙1枚だけに切り込みを入れることを思いつきました。一瞬のひらめきが降りてきたのです。何枚も重なっている部分に切り込みを入れると、バラバラになってしまいます。しかし、1枚だけならバラバラにならずに、きれいに裏返すことができ、黒い部分を出すことができる。

できてみればなんてことはないのかもしれませんが、これを思いつくのに何時間かかったことか。

こうした発見をしたときは、言葉でいい表せないぐらいの嬉しさがあります。

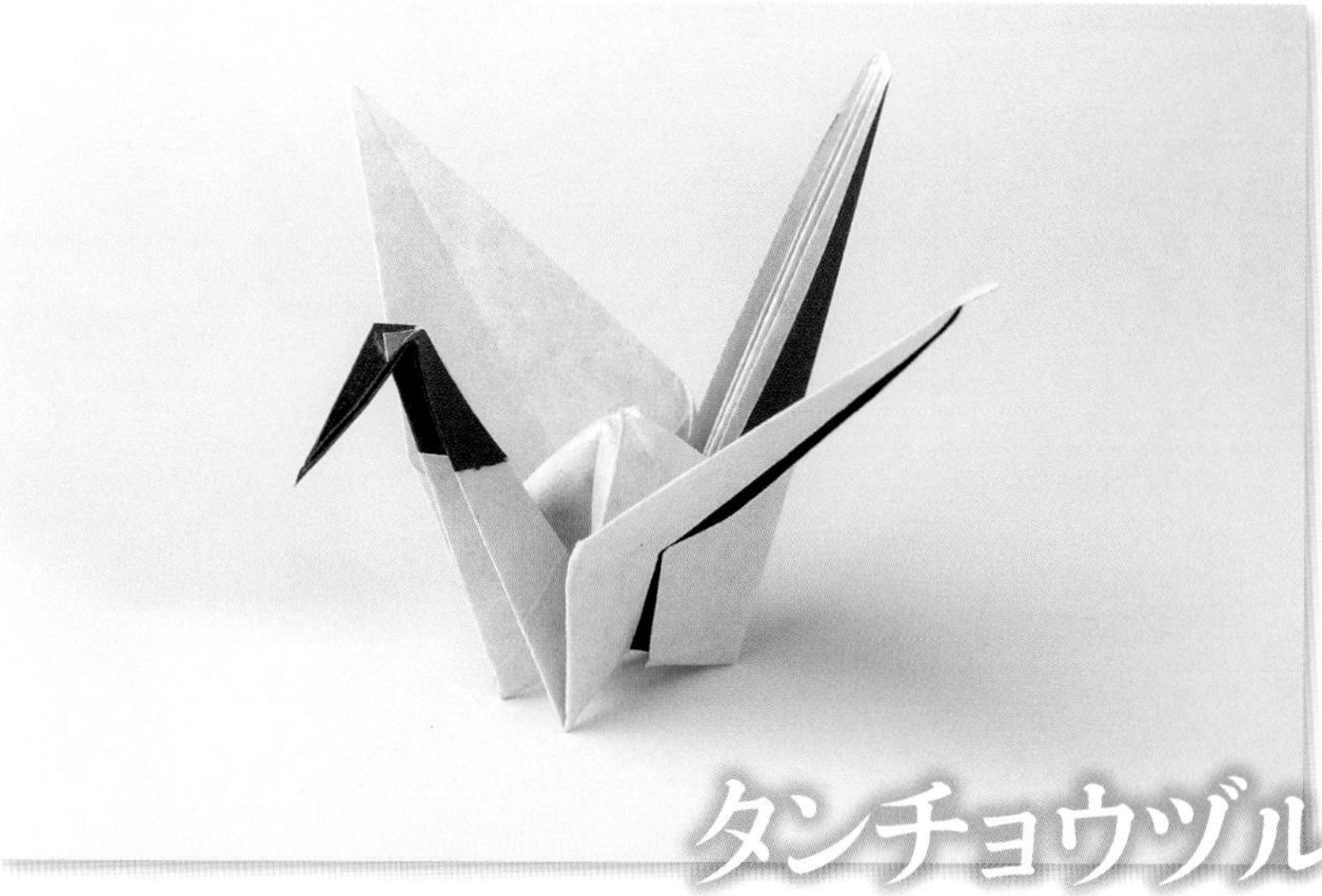

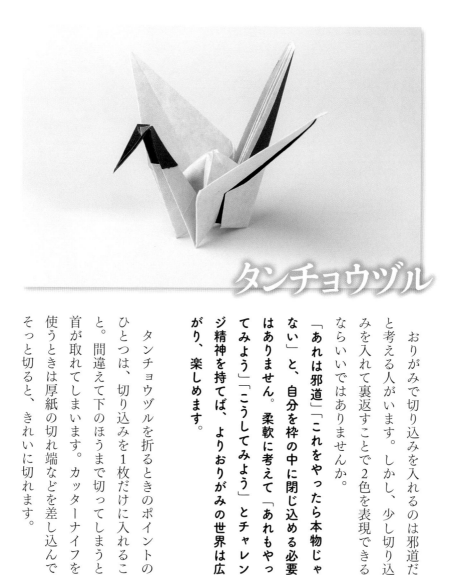

タンチョウヅル

おりがみで切り込みを入れるのは邪道だと考える人がいます。しかし、少し切り込みを入れて裏返すことで2色を表現できるならいいではありませんか。

「あれは邪道」「これをやったら本物じゃない」と、自分を枠の中に閉じ込める必要はありません。柔軟に考えて「あれもやってみよう」「こうしてみよう」とチャレンジ精神を持てば、よりおりがみの世界は広がり、楽しめます。

タンチョウヅルを折るときのポイントのひとつは、切り込みを1枚だけに入れること。間違えて下のほうまで切ってしまうと、首が取れてしまいます。カッターナイフを使うときは厚紙の切れ端などを差し込んでそっと切ると、きれいに切れます。

タンチョウヅルの折り方

基本折り筋B

①

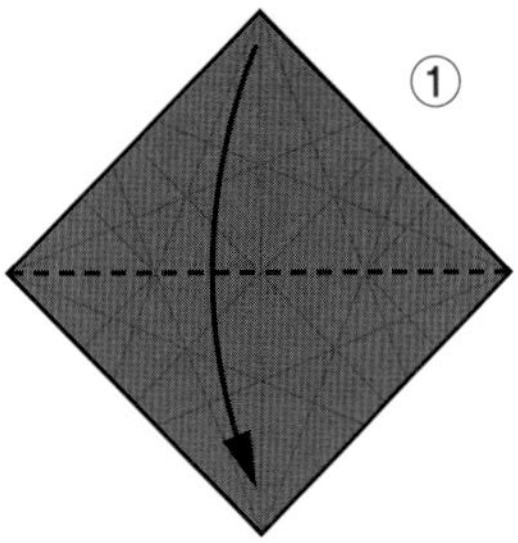

点と点を合わせるように
三角に折る

②

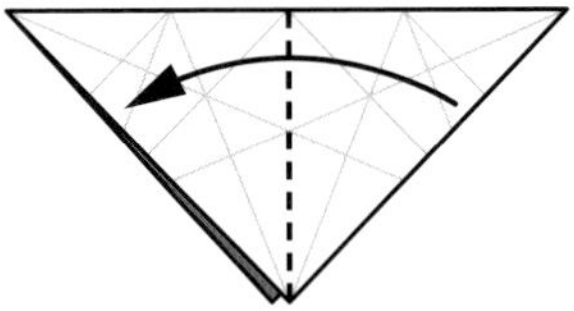

さらに点と点を合わせる
ように折る

③

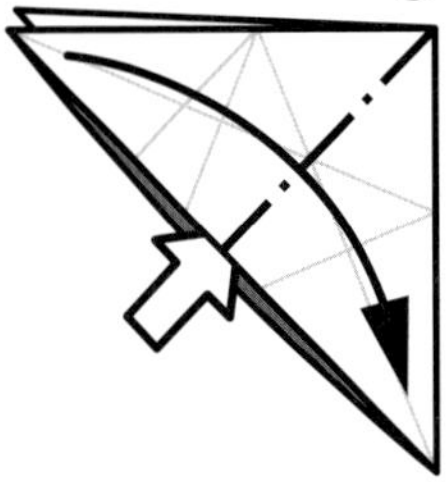

内側を開いて
つぶすように折る
（反対側も同様）

④

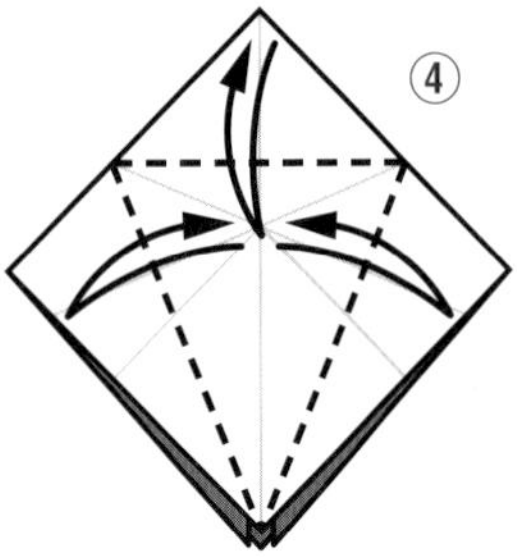

三方に折り筋をしっかりと
つける（反対側も同様）

⑤

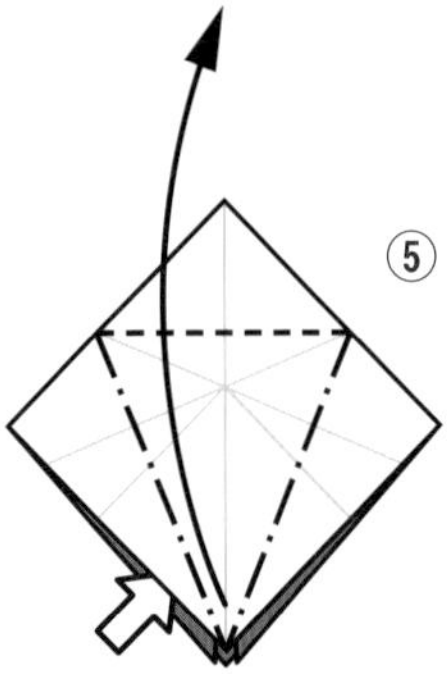

折り筋に従い開く

⑥

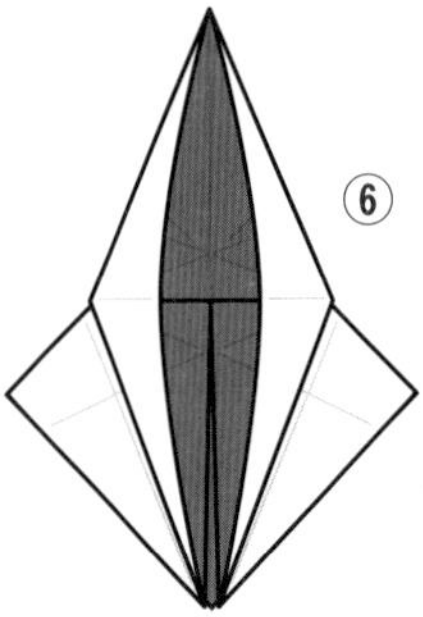

上下の先端に注意を払い
慎重に折る
（反対側も同様）

⑦

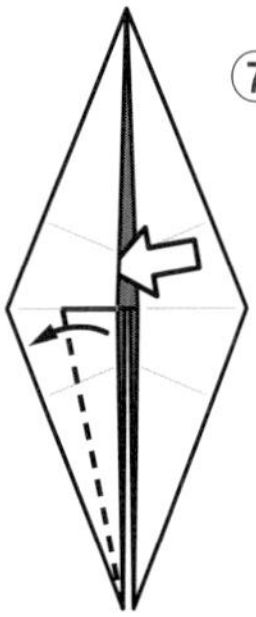

左：上の１枚だけ真ん中に
切り込みを入れて折る

⑧

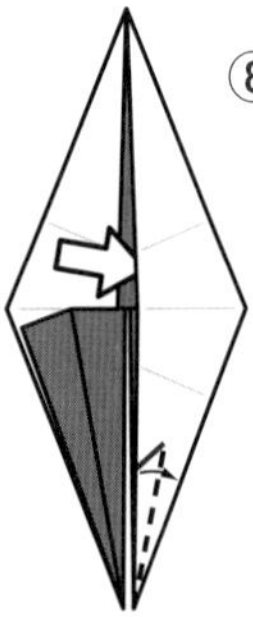

右：上の１枚だけ先の方に
斜めに切り込みを入れて折る
（位置は自由）
※⑦と⑧は中心線に合わせるように
折り筋をつけておくとやりやすい

⑨

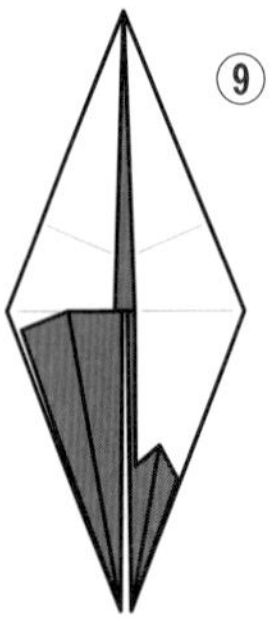

図のような形になる

⑩
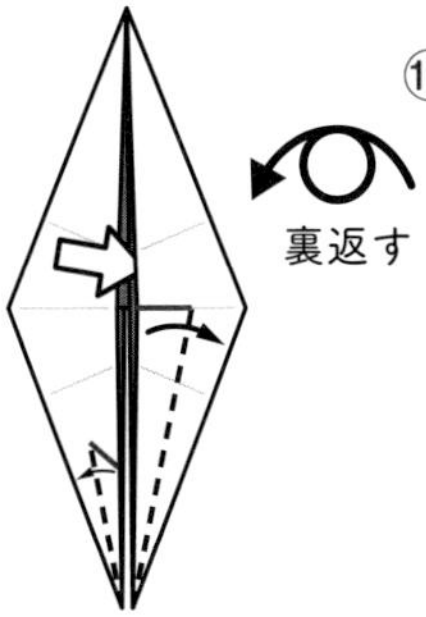

右：⑦と同様
左：⑧と同様
（位置は⑦、⑧と揃える）

⑪
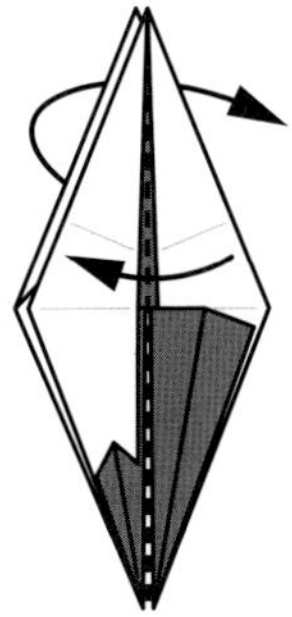

折りずらす

⑫
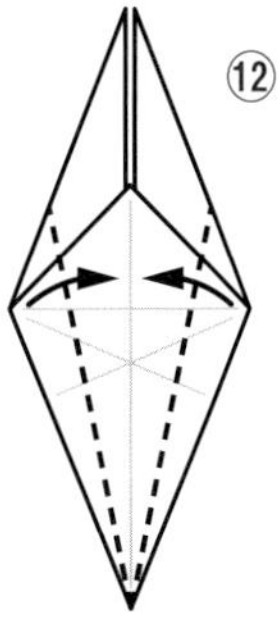

中心線に合わせるように
折る（反対側も同様）

⑬
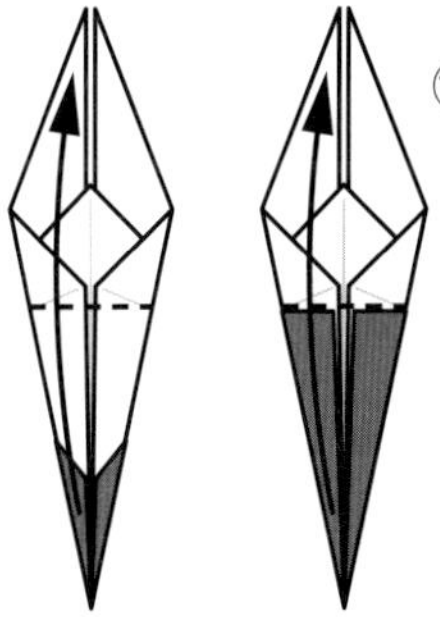

真ん中から上に
折り上げる

⑭

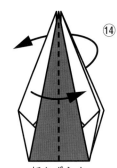

折りずらす

⑮
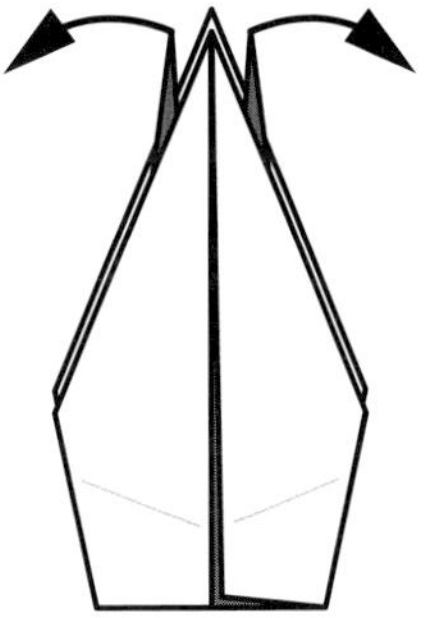

少し角度をつける
（好みでOK）

⑯
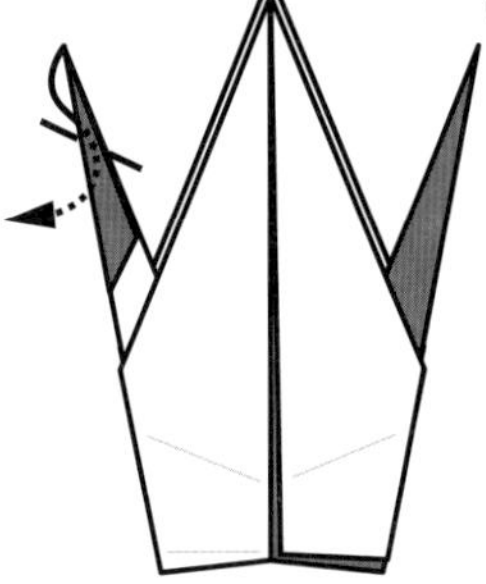

斜めに切り込みが入った
ほうを頭として
なかわり折りにする

⑰

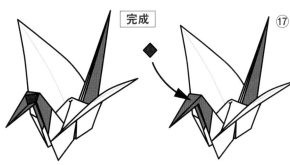

頭に小さく切った
赤いおりがみを
のり付けする

完成

タンチョウヅルの完成

折り方参考
動画はコチラ

アレンジ編
03

立ち犬の頭の向きを変えれば見返り犬に

第3章では座った犬を紹介しましたが、今度は立った犬に挑戦です。こちらも基本折り筋Aのやっこさんベースを使い、それぞれ頭部と胴体を作ります。

前に柴犬をたくさん飼っていたとお話ししましたが、その柴犬の立った凛々しい姿を表現したかったのです。特にしっぽがくるっと立っているところを何とかできないかといろいろやってみました。そして、切り込みを入れることで足としっぽが別々に折れる方法を見つけたんです。

その立った犬にさらにアレンジを加えたのが、「見返り犬」です。

この「見返り犬」は有名な埴輪がモデルです。私はこの埴輪は、日本人の美意識、感性の原点だと思っています。

「1600年も前の日本人がこんなものを作ったのか、美しいな」と感心するとともに、大好きな作品だけに、何とか「見返り犬」をおりがみで表現できないかと、頭の中で考えていたのです。そして、この本の打ち合わせ中に、犬のおりがみを折っていたところ、「これ、顔の部分をそのまま逆につけてしまえば……」

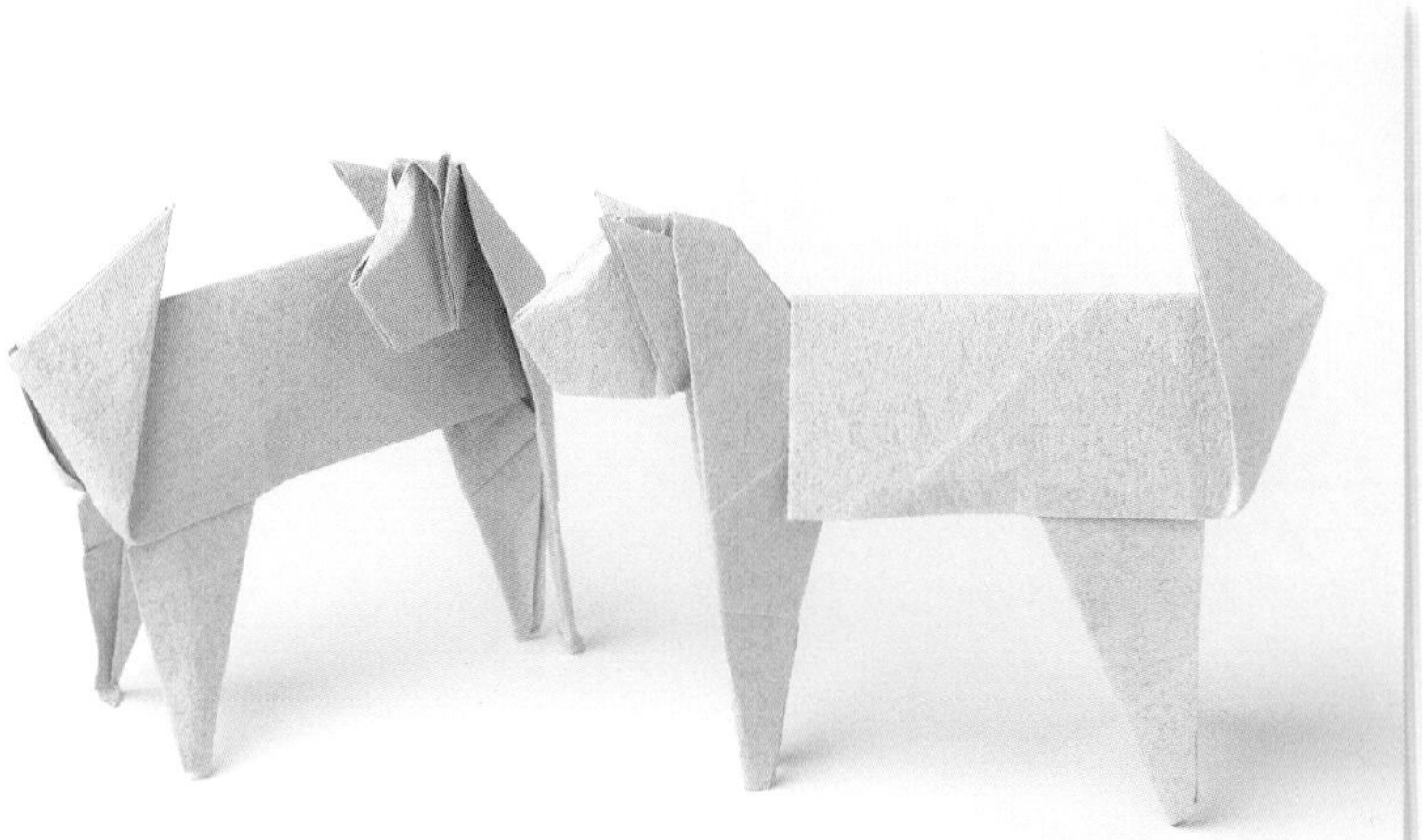

立ち犬／見返り犬

ということを思いついてしまいました。一見難しそうに見えますが、**実は、正面を向いた犬の顔部の向きを変えてつけただけ。**

音に反応して振り返る場面を切り取ったような見返り犬は、何ともいえない雰囲気があります。**できたときは、1600年も前の人と心をひとつにできたなと感動を覚えました。**

犬は、鼻先をつまようじを使って少し膨らませたり、後方の胴体の角度を少し変えるだけで、雰囲気がどんどん変わります。おりがみの作品は、紙ですから自在に形を変えられるのがいいところ。どこで完成とするかは難しいです。私自身、いつまでも触り続けてしまいます。**自分の作品と向き合って、自分が好きだと思う雰囲気になったら完成**でいいでしょう。

立ち犬／見返り犬の折り方

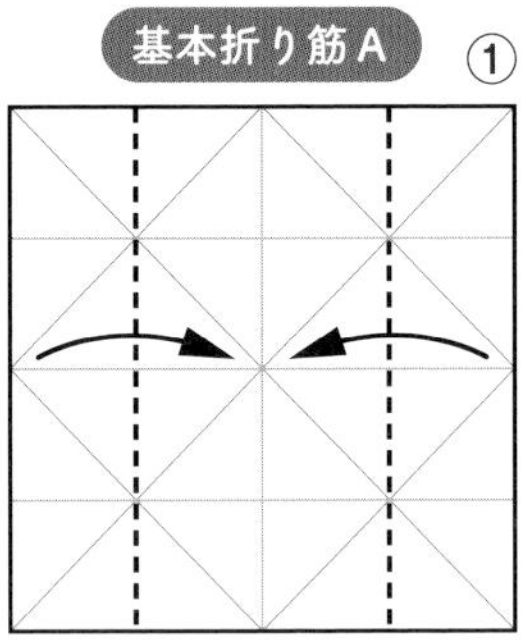

中心線に合わせて折る

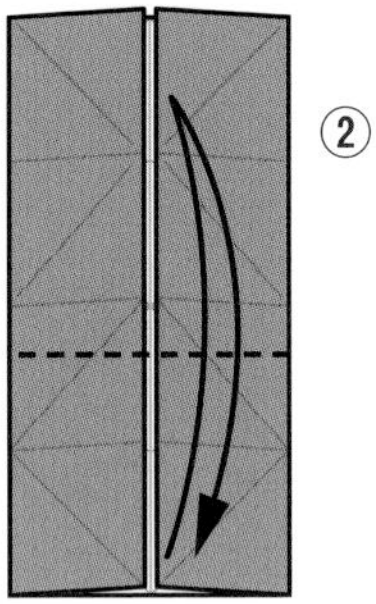

真ん中より下ぐらいの
位置に折り筋をつける

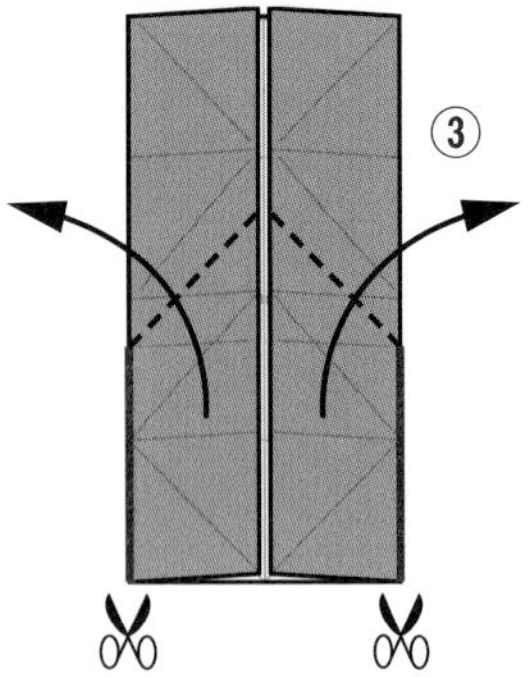

折り筋をつけたあたり
まで切り込みを入れ開く

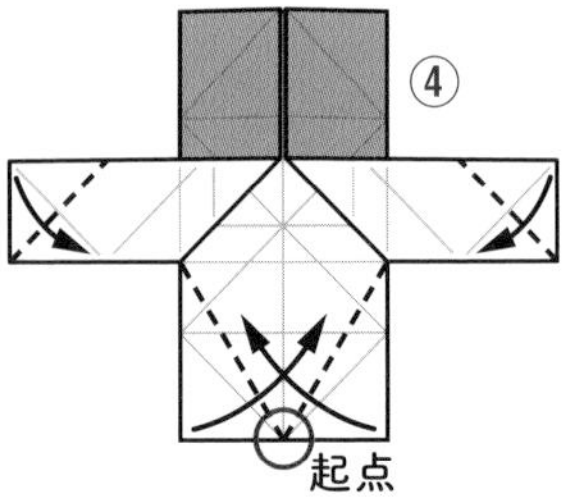

左右は先端を折り、
真ん中は中心線を起点に
重ねるように折る

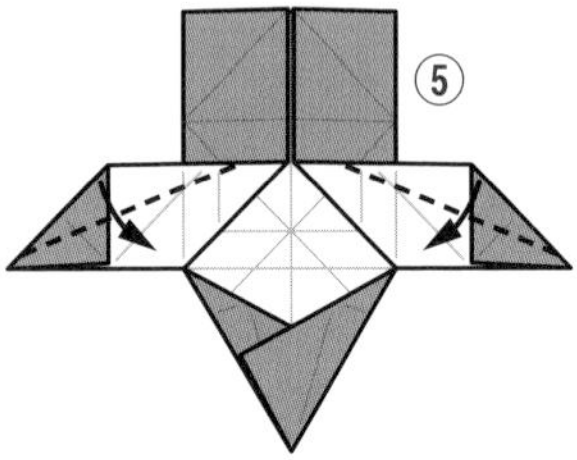

先端を少し余らせるよう
に折る

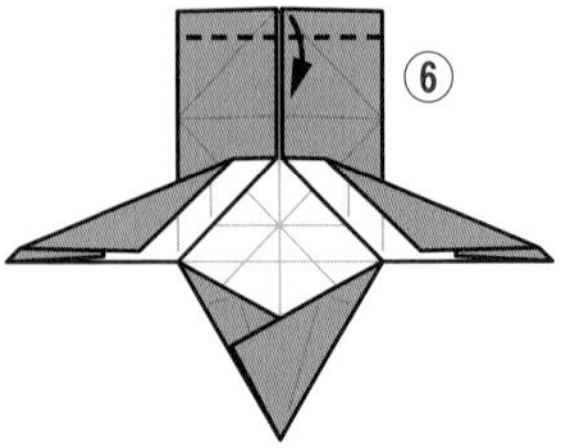

上部を折って胴の長さを
調整する

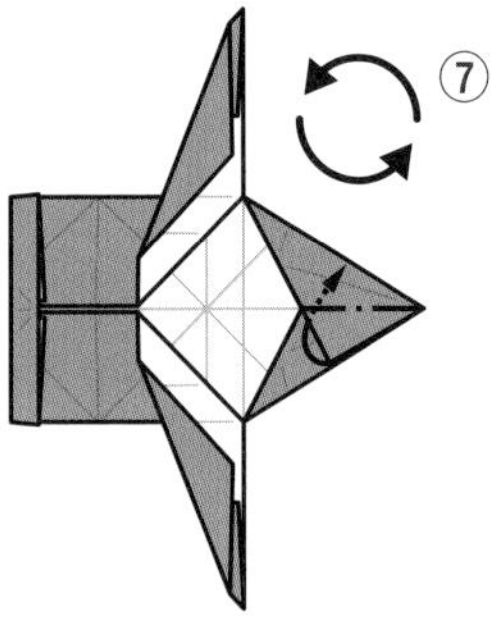

向きを変え重なった
部分を中に折り込む

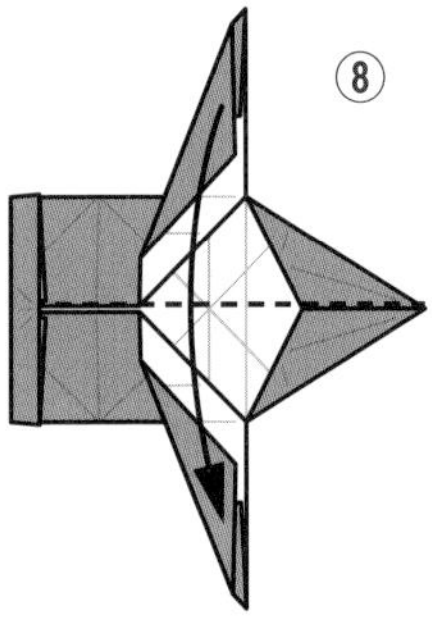

真ん中から半分に折る

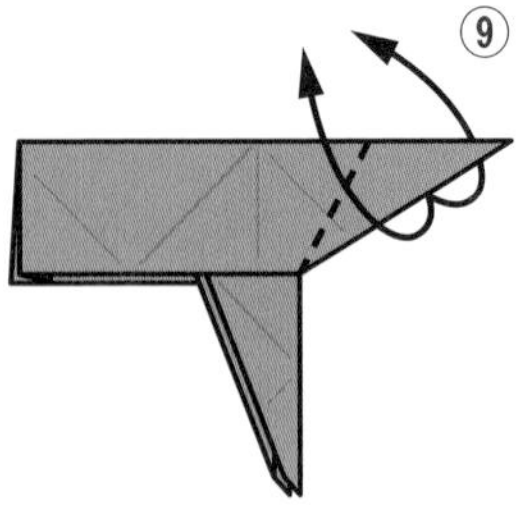

折り筋をつけてかぶせ
折りにし、しっぽを作る
※角度は自由

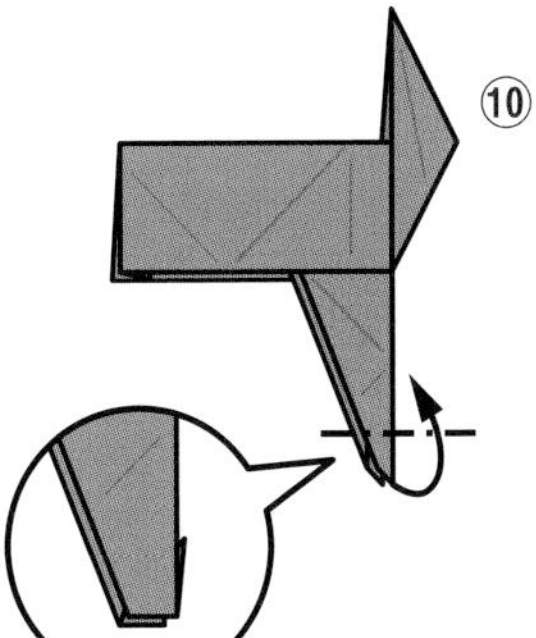

足先を内側に折り、
胴と後ろ足（下半身）の完成

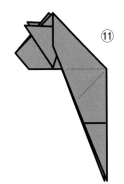

犬の頭と前足（上半身）の
折り方は72ページ参照

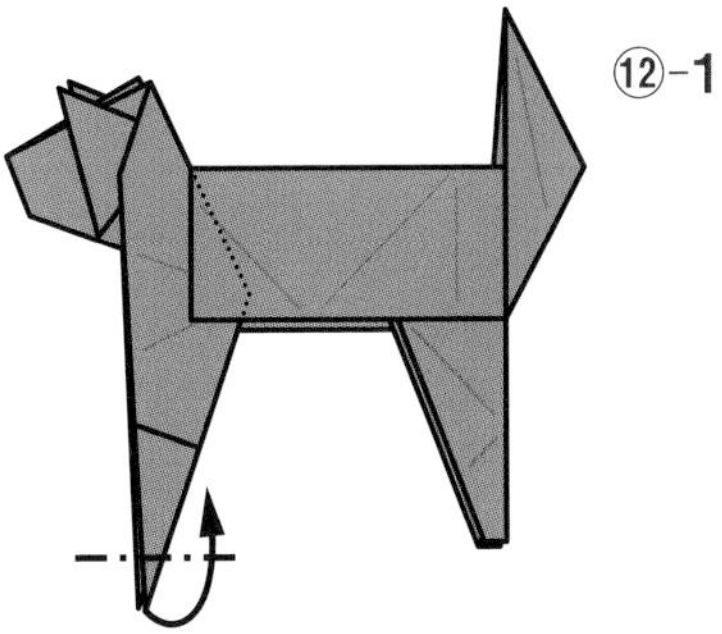

後ろ足に合わせて
両方の足先を折る

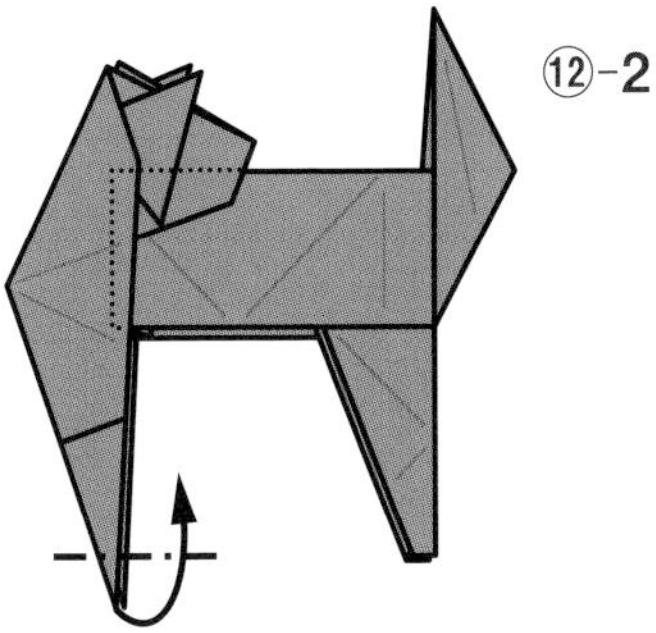

頭がしっぽを向くように
合わせ両方の足先を折る

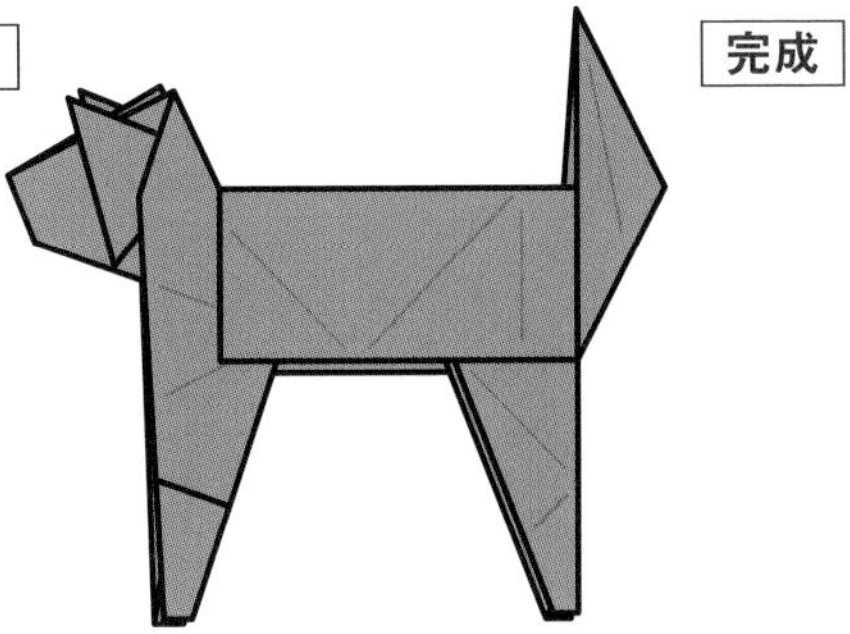

のり付けして
立ち犬の完成

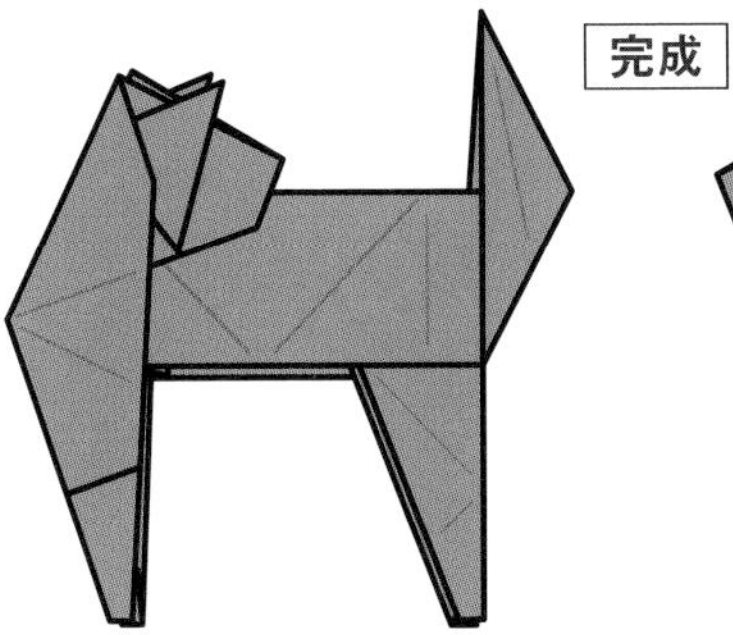

のり付けして
見返り犬の完成

折り方参考
動画はコチラ

アレンジ編
04

ゴーヤの写真でゴジラのゴツゴツを表現

子どもの頃、おりがみが好きでよく折っていました。大人になってからはそんなに折らず、孫ができてからおりがみ再デビューを果たしました。しかも、再デビューで挑戦したのは創作おりがみです。

初めて、自分で考えて作ったのが恐竜でした。

「はじめに」でもお伝えしましたが、4歳だった孫が紙をもってきて「おじいちゃん、恐竜を作って！」といってきたのが始まりです。恐竜をイメージして、自分で紙をいじりながら、考えて作りました。できあがった恐竜を見ているうちに、「これは、お腹を出せば、ゴジラも作れそうだ」と思って、ゴジラ作りに挑戦しました。折り筋のベースは基本折り筋Bの鶴ベースです。

形はすぐにできましたが、完成しても「何か物足りないな」と思って、あれこれ考えていて、ふと思いついたのが、野菜のゴーヤのゴツゴツです。ゴツゴツ具

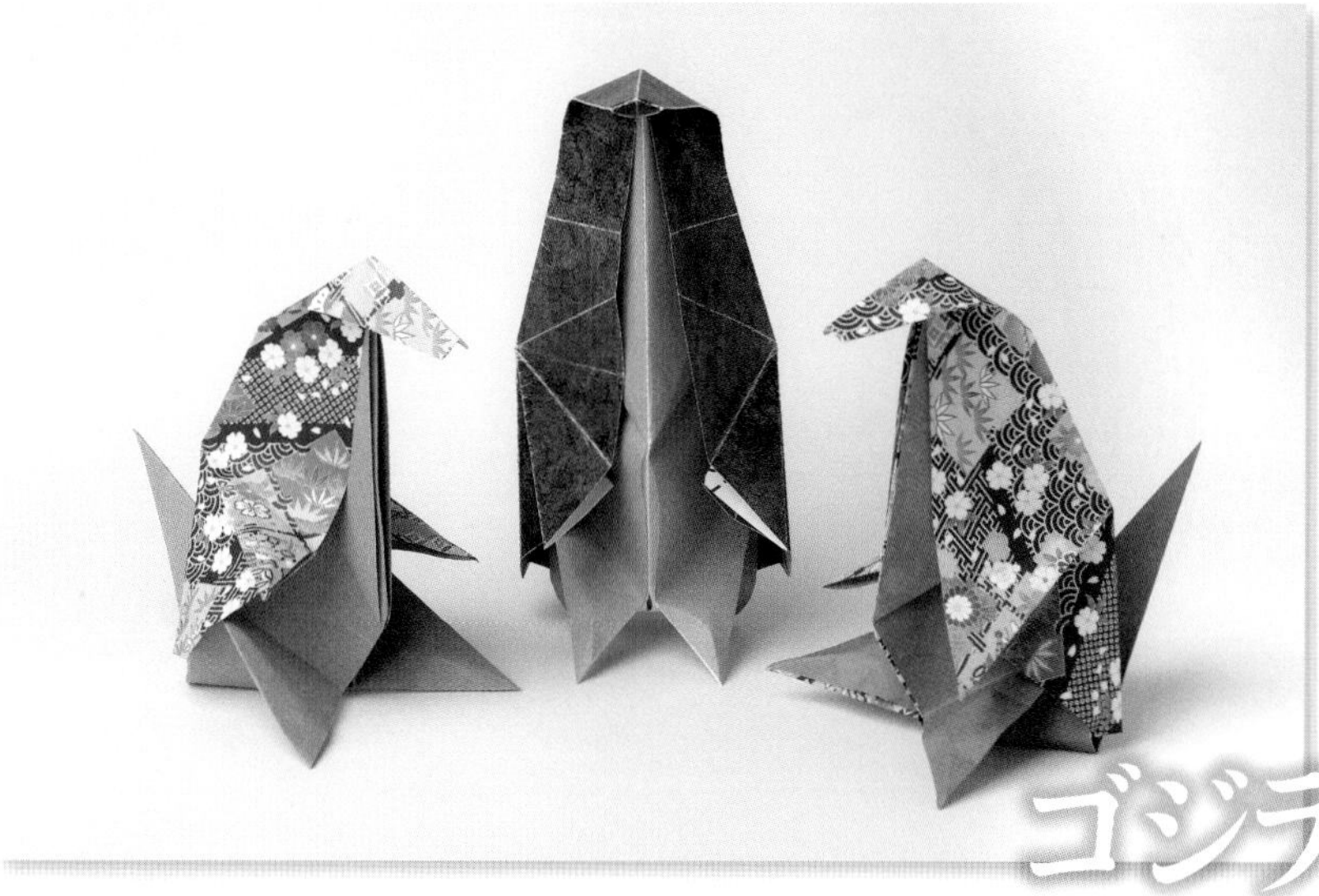

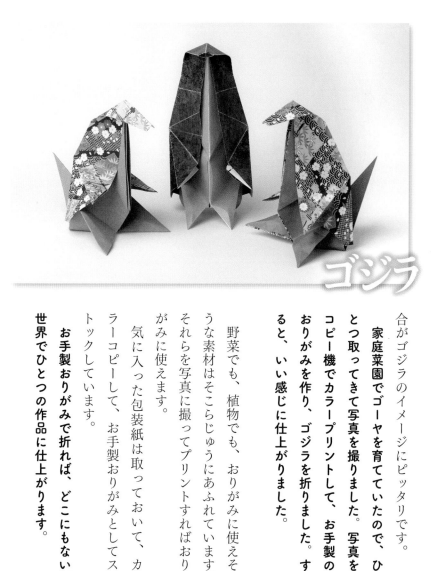

ゴジラ

合がゴジラのイメージにピッタリです。

家庭菜園でゴーヤを育てていたので、ひとつ取ってきて写真を撮りました。写真をコピー機でカラープリントして、お手製のおりがみを作り、ゴジラを折りました。すると、いい感じに仕上がりました。

野菜でも、植物でも、おりがみに使えそうな素材はそこらじゅうにあふれています。それらを写真に撮ってプリントすればおりがみに使えます。

気に入った包装紙は取っておいて、カラーコピーして、お手製おりがみとしてストックしています。

お手製おりがみで折れば、どこにもない、世界でひとつの作品に仕上がります。

ゴジラの折り方

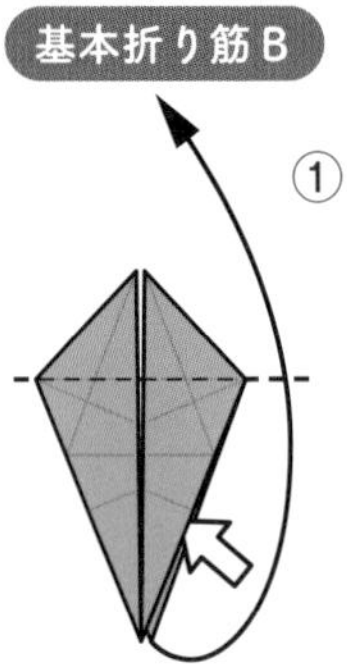

2枚目(下の部分)を
上に開く

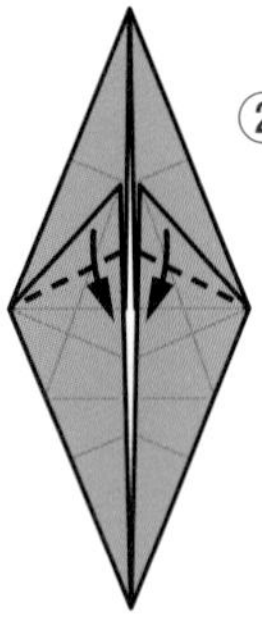

中心線に合わせて折る

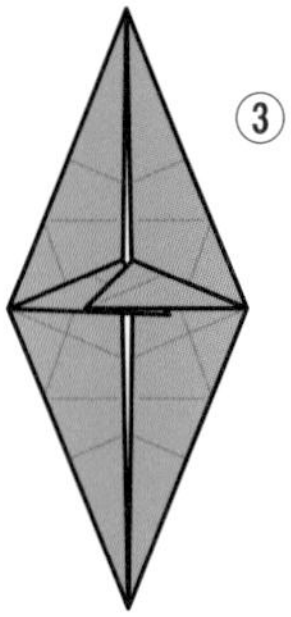

図のようになる

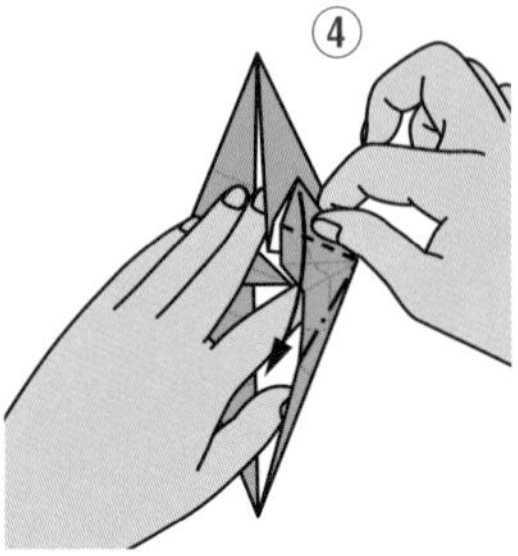

折り曲げた部分をつまみ
ながら指を入れて開く

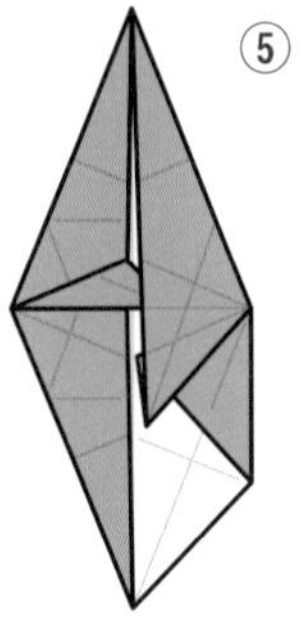

反対側も同様に折る

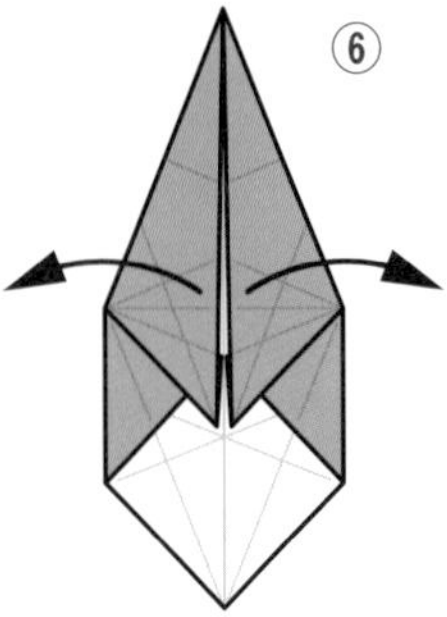

左右に少し開く

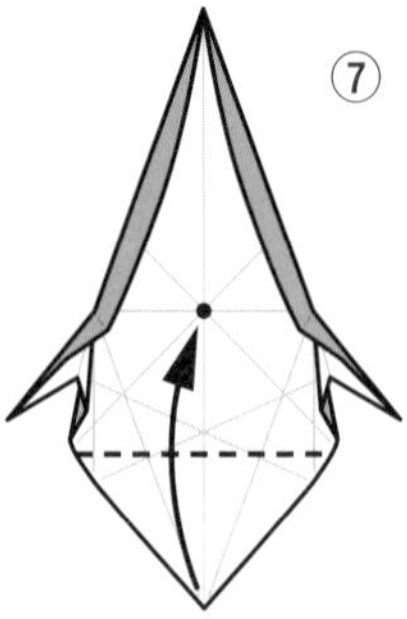

中心に合わせて折る

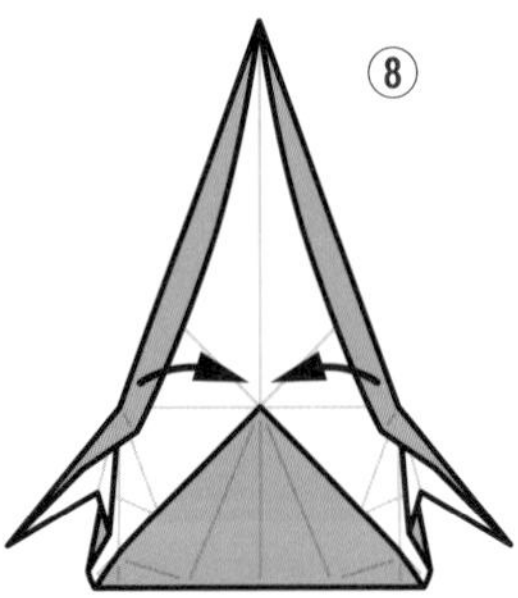

左右を折りもどす

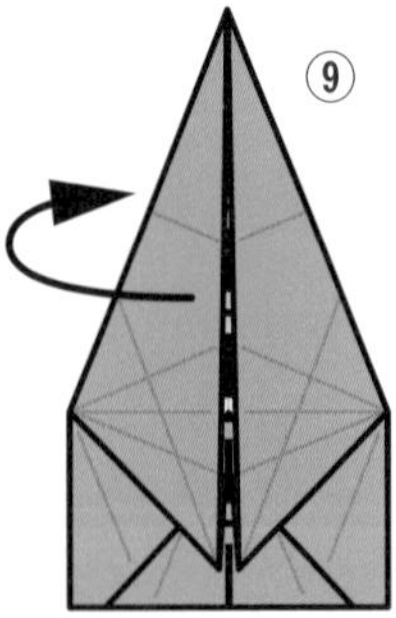

外側に半分に折る

基本折り筋B

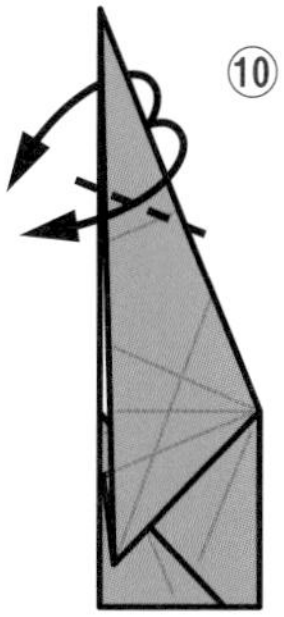

かぶせ折りにして
頭を作る

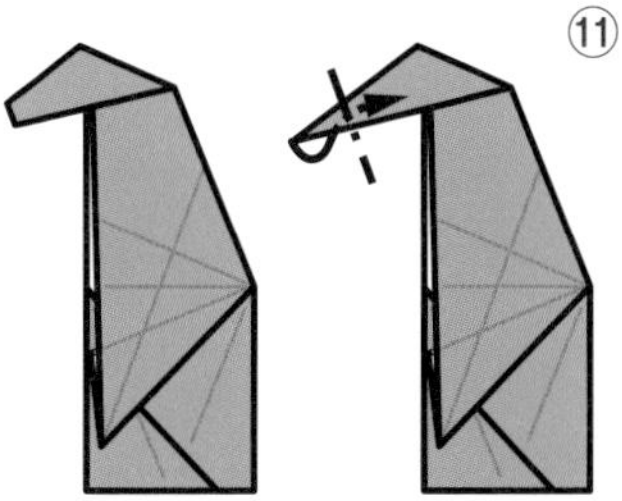

鼻先を内側に折り
上半身の完成

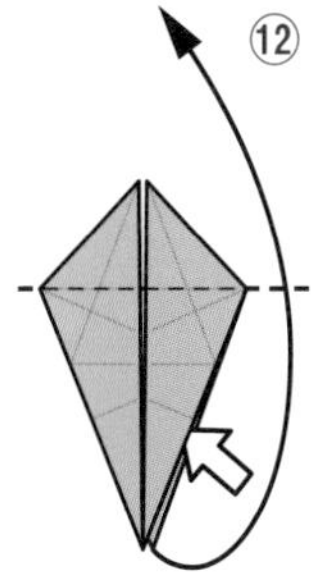

2枚目（下の部分）を
上に開く

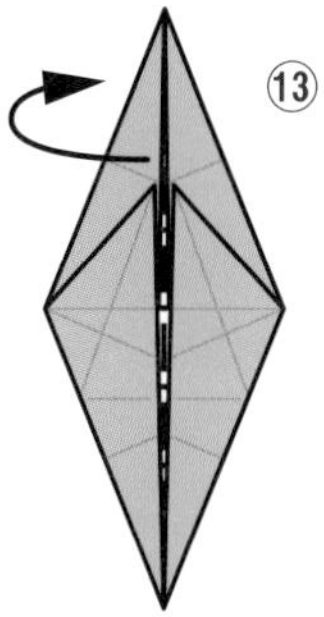

外側に半分に折る

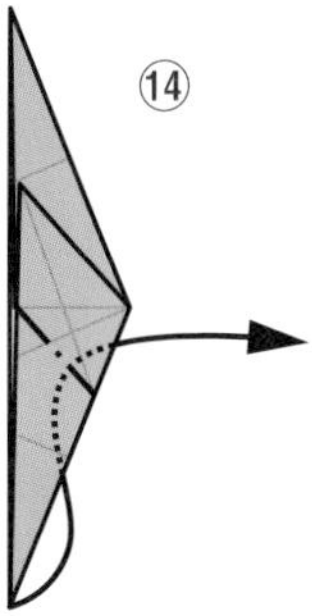

真ん中の折り筋と
一直線になるよう、
なかわり折りにする

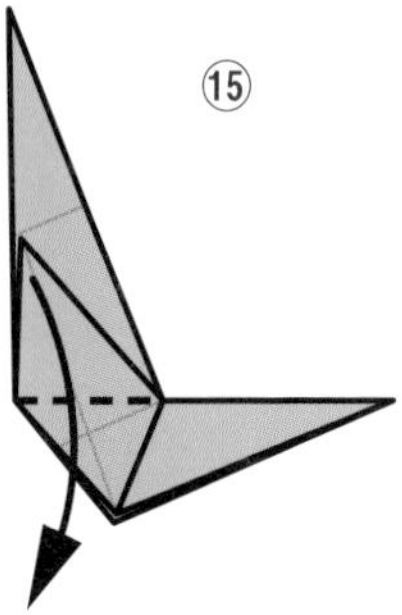

下に折る。
反対側も同様に折る

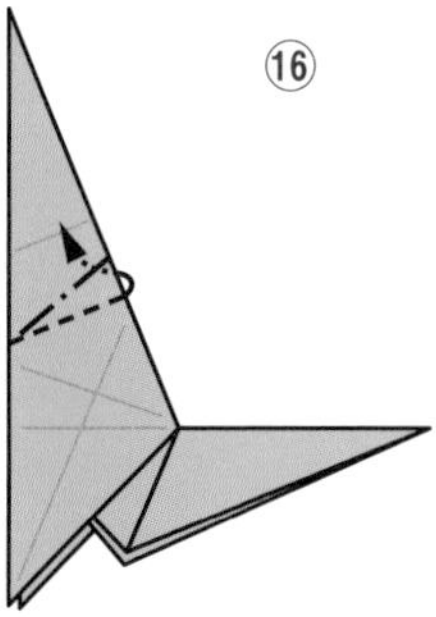

お腹の真ん中あたりを
内側に折り込む

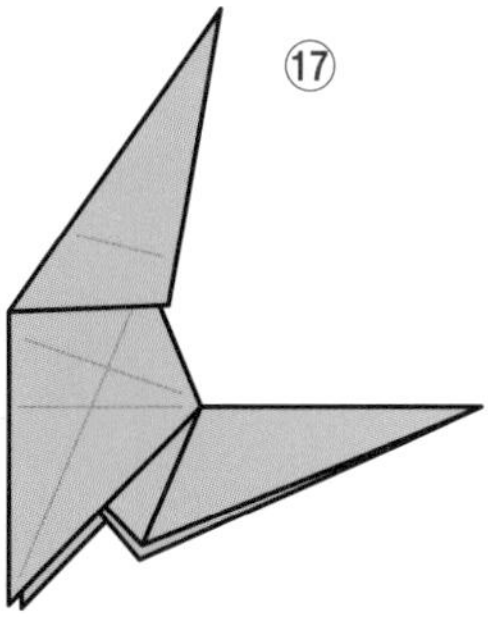

下半身の完成

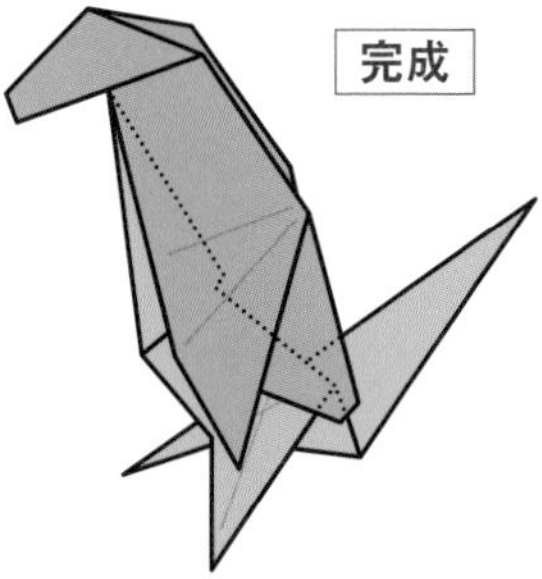

⑪と⑰をのり付けして
ゴジラの完成

折り方参考
動画はコチラ

アレンジ編 05

文具店の白黒模様の包装紙でホルスタイン種の牛を作る

4本足の動物で最初に作ったのは、牛でした。

牛を作ろうと思ったのは、伊東屋さん（東京銀座の大手文房具店）の包装紙がきっかけです。建築士という職業柄、昔からよく伊東屋さんには行きます。その包装紙が、黒字に白抜き文字で「ｉｔｏｙａ」と書かれていてモダンなんです。見ていたら、白と黒のまだら模様の牛、ホルスタイン種が思い浮かびました。「これで、牛を折ったらおもしろい！」とすぐに思いました。

牛は四角に近い形ですから、全体の形を折るのは簡単でした。お腹で分けて、頭と前足の部分と、お腹から後ろ足の部分を、2枚の基本折り筋Aのやっこさんベースで作りました。ただ、なんとなく形はできあがったもののどうも前方と後方のバランスが悪いんです。顔が大きくて前足が長くなりすぎてしまいました。要するに前方をもう少し小さくする必要がありました。

そこで、**前のほうに使う紙を少しずつ小さくしていって、ぴったりのバランス**

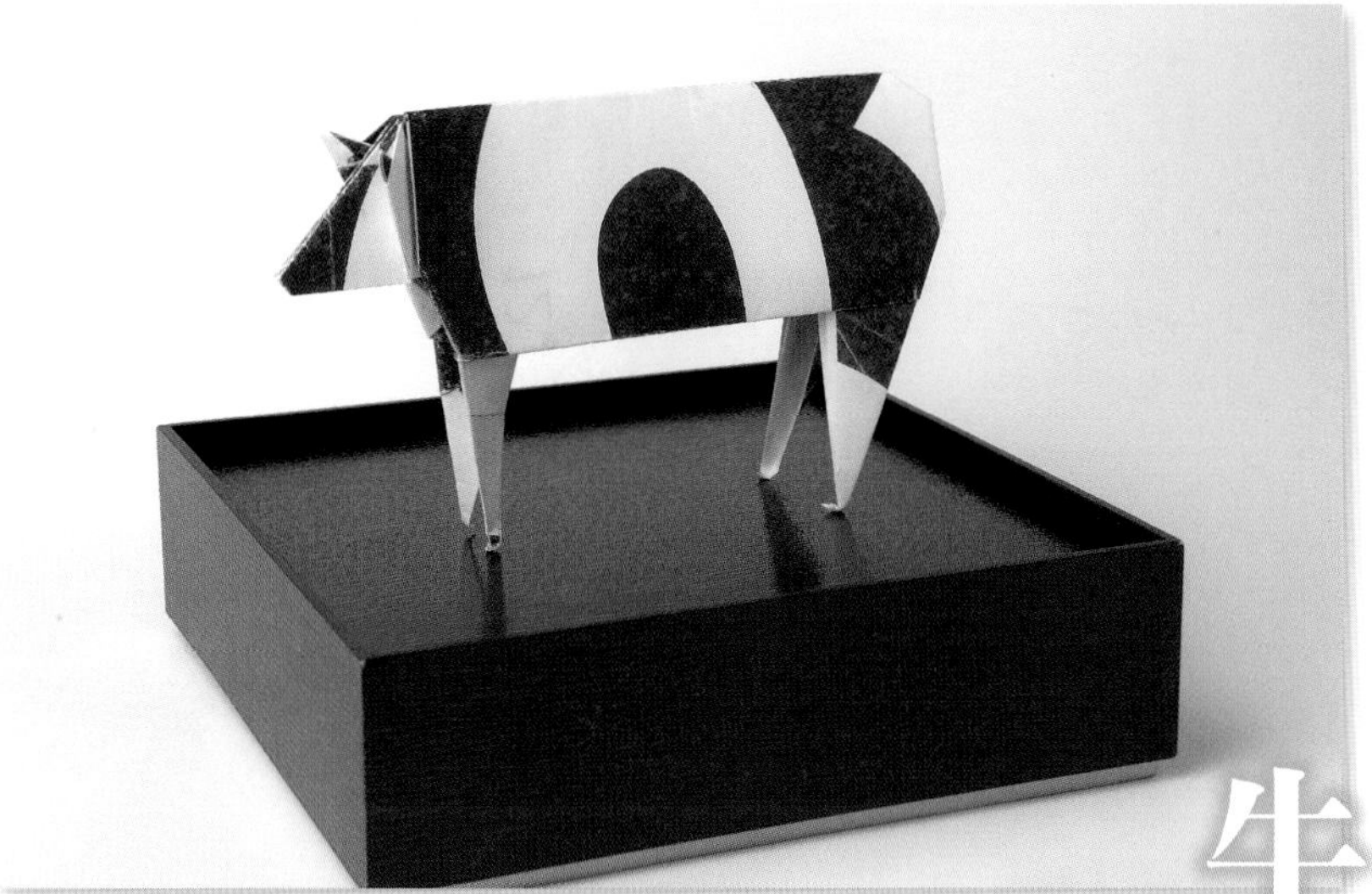

牛

「紙わざ大賞30」入選作品

を探っていきました。たどり着いたのが65％という大きさです。後ろを1とすると、前のほうは65％に縮小した正方形の紙で作ってみるとイメージ通りのバランスの良い牛ができました。**組み合わせるおりがみの大きさは同じでなくてもいいんです。**

伊東屋さんの紙で折った牛は、ありがたいことに、製紙メーカーが主催する「紙わざ大賞30」（主催・特種東海製紙／審査員長・日比野克彦さん）で入選できました。

これは、本当に嬉しかった！　入選の知らせを聞いたときは、きっと、幸せホルモンのドーパミンやセロトニンがどっと出たと思います。俄然、やる気も湧いてきました。

みなさんもいろんな紙でオリジナル作品にチャレンジしてみてください。

牛の折り方

基本折り筋A

①

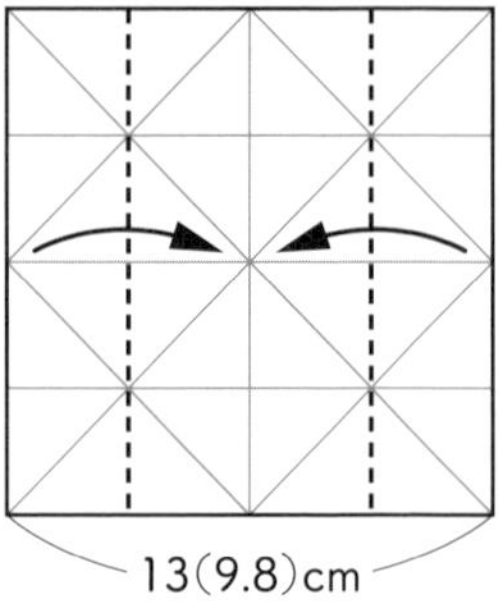

中心線に合わせて折る

②

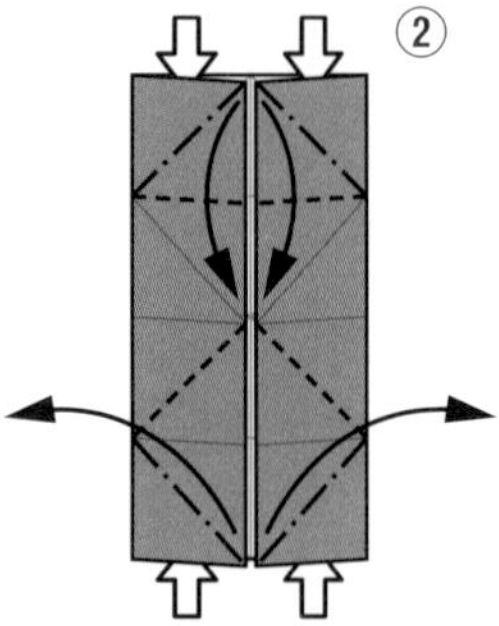

上)内側に開いて下に
つぶすように折る
下)角をつまむように
広げて折る

③

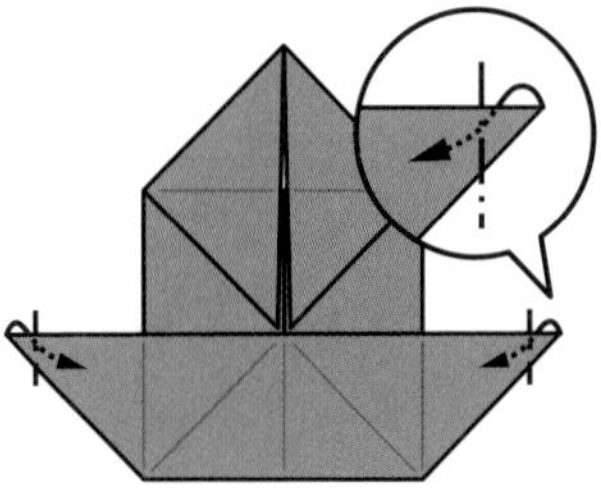

先端を少し内側に
折り込む

④

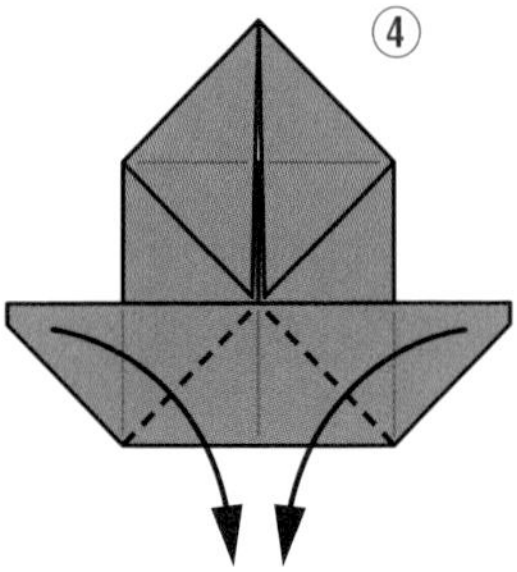

折り筋にそって
下に折る

⑤

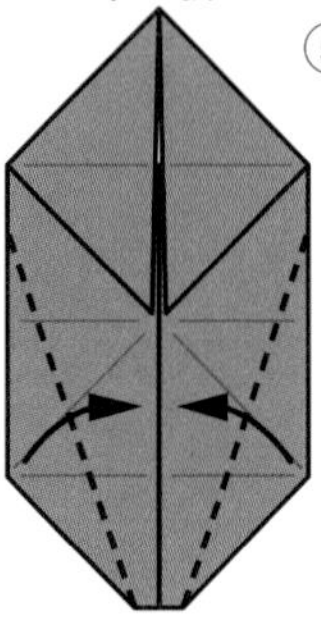

角が中心線に合うように
折る

⑥

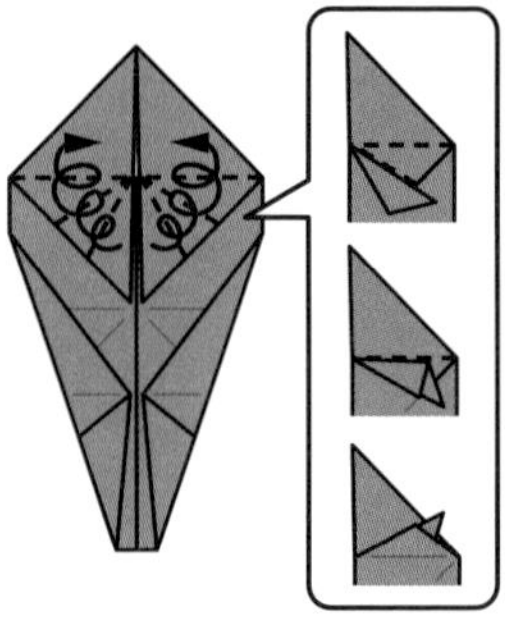

3回巻き折りにする

⑦

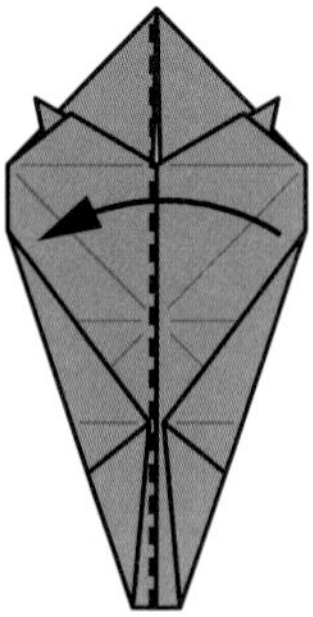

真ん中から半分に折る

⑧

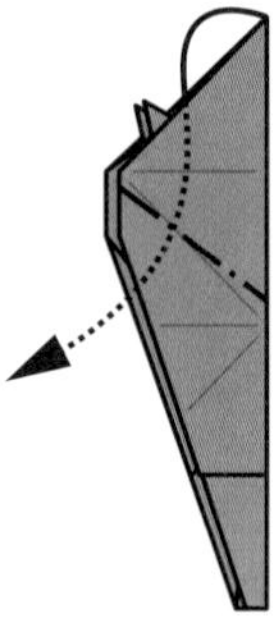

なかわり折りにして
顔を作る

⑨

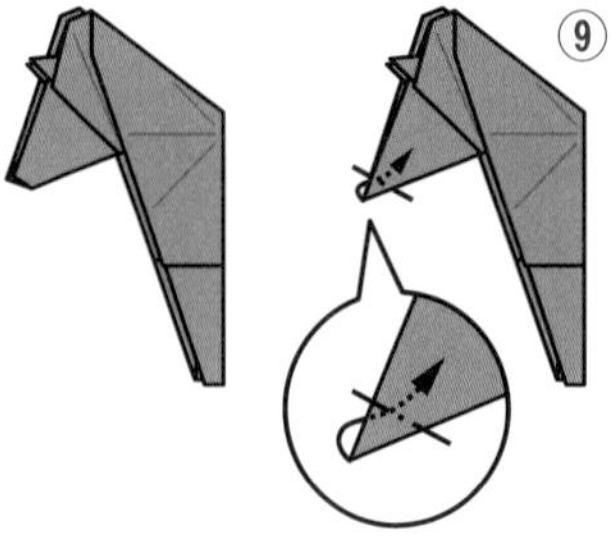

鼻先を内側に折り
頭と前足(上半身)の完成

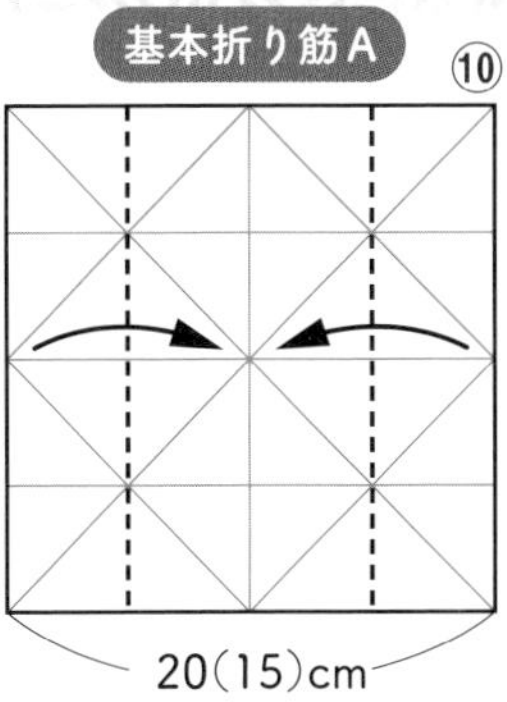

中心線に合わせて折る

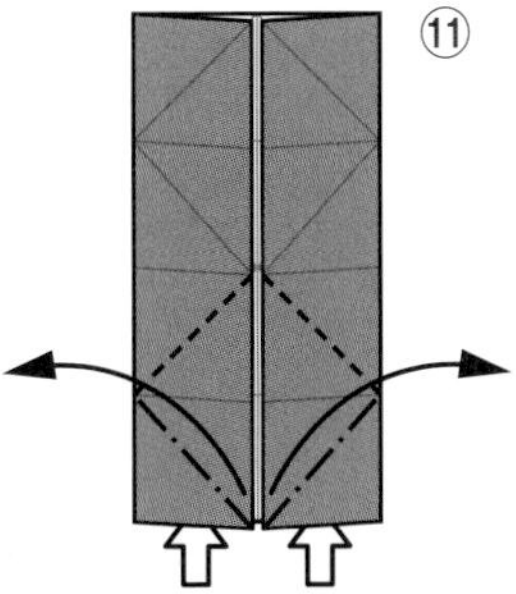

角をつまむように
広げて折る

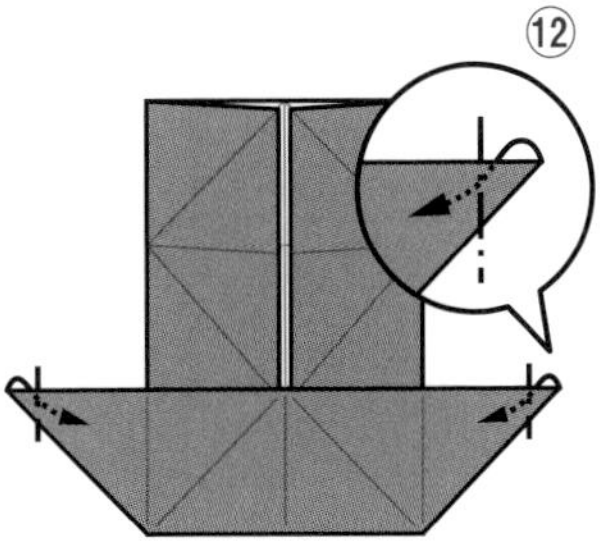

先端を少し内側に
折り込む

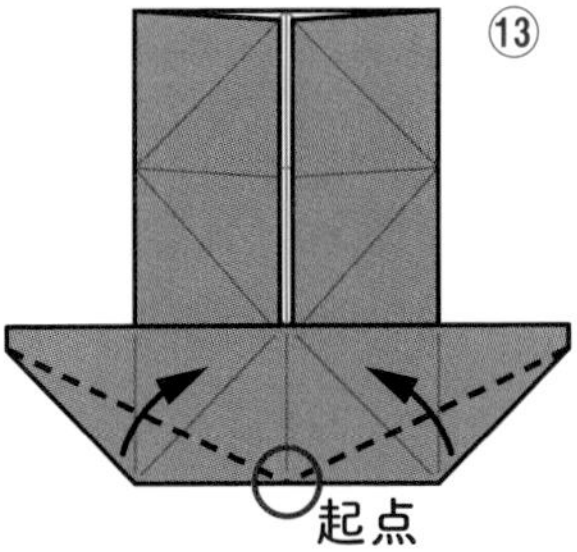

中心線を起点にして折る

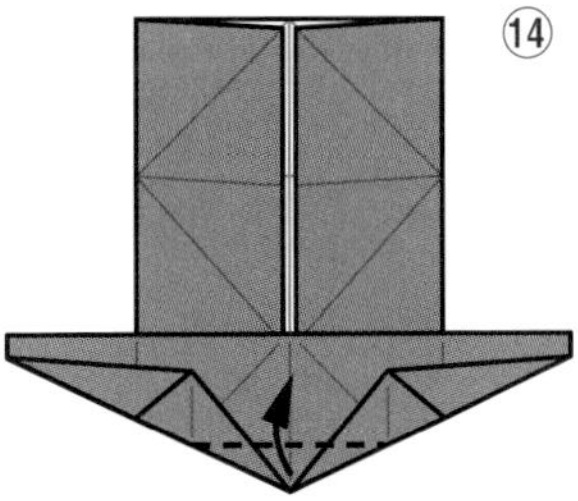

下を少し折り上げる

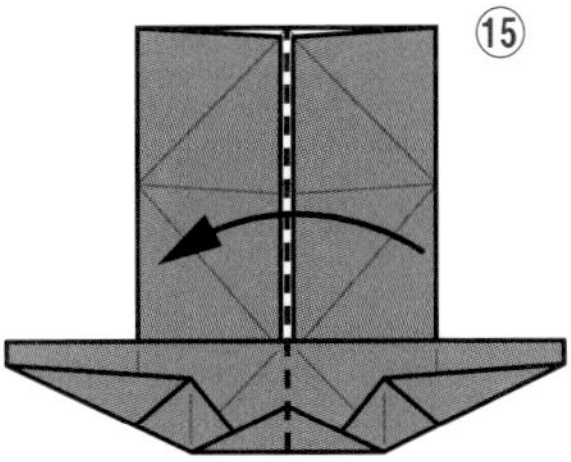

真ん中から半分に折る

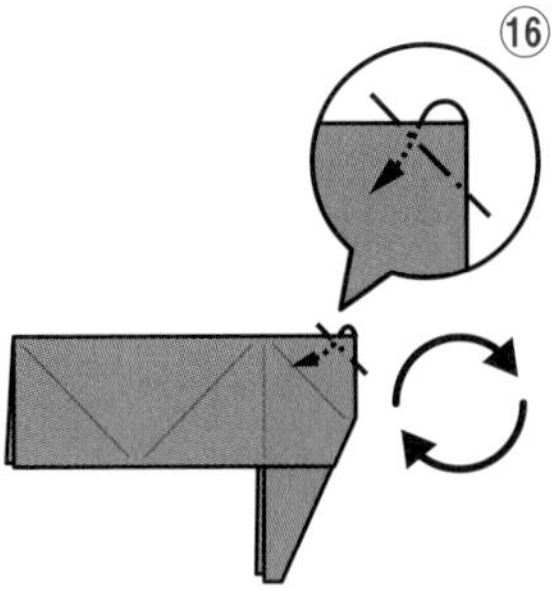

向きを変え、お尻の部分を
少し内側に折り
胴と後ろ足（下半身）の完成

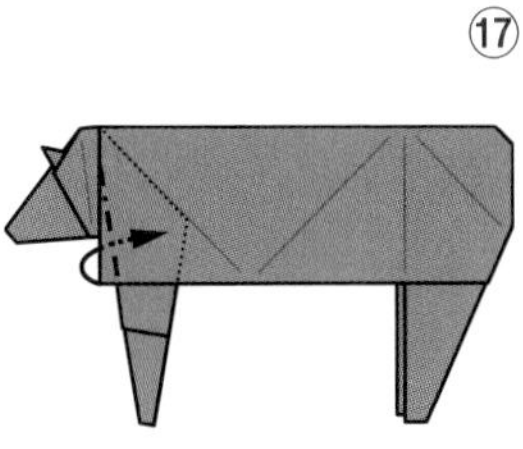

胴をかぶせ、前足の
はみ出した部分を内側に
折り込む（反対側も同様）

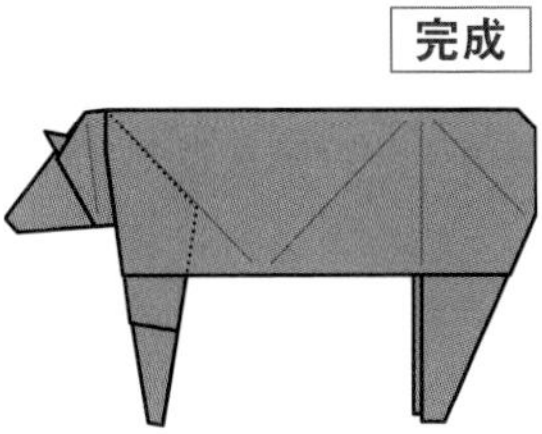

のり付けして牛の完成

折り方参考
動画はコチラ

アレンジ編
06

長方形の黒いおりがみから作り出すパンダ

2021年に双子のジャイアントパンダ、シャオシャオとレイレイが誕生したときは、日本中がパンダブームに沸いていました。テレビをつければ、いつも映っているのは、白と黒のツートン（2色）の愛らしいパンダたちです。「おりがみでパンダを表現したい」と**新しい作品のネタを探している私のチャレンジ精神に火がつきました。**

ツートンの作品をおりがみで作るには、
①切り込みを入れて裏返す（タンチョウヅル）
②色の違う紙を2枚使って組み合わせる
③2（短辺）対3（長辺）の長さの長方形の紙の長辺を3分の1折り返す
の3つの方法があります。

パンダで使ったのは、③の「長方形の紙の長辺を3分の1折り返す」方法です。

裏表が白黒のおりがみを使って、上半分が白、下半分が黒の正方形の紙を2枚用

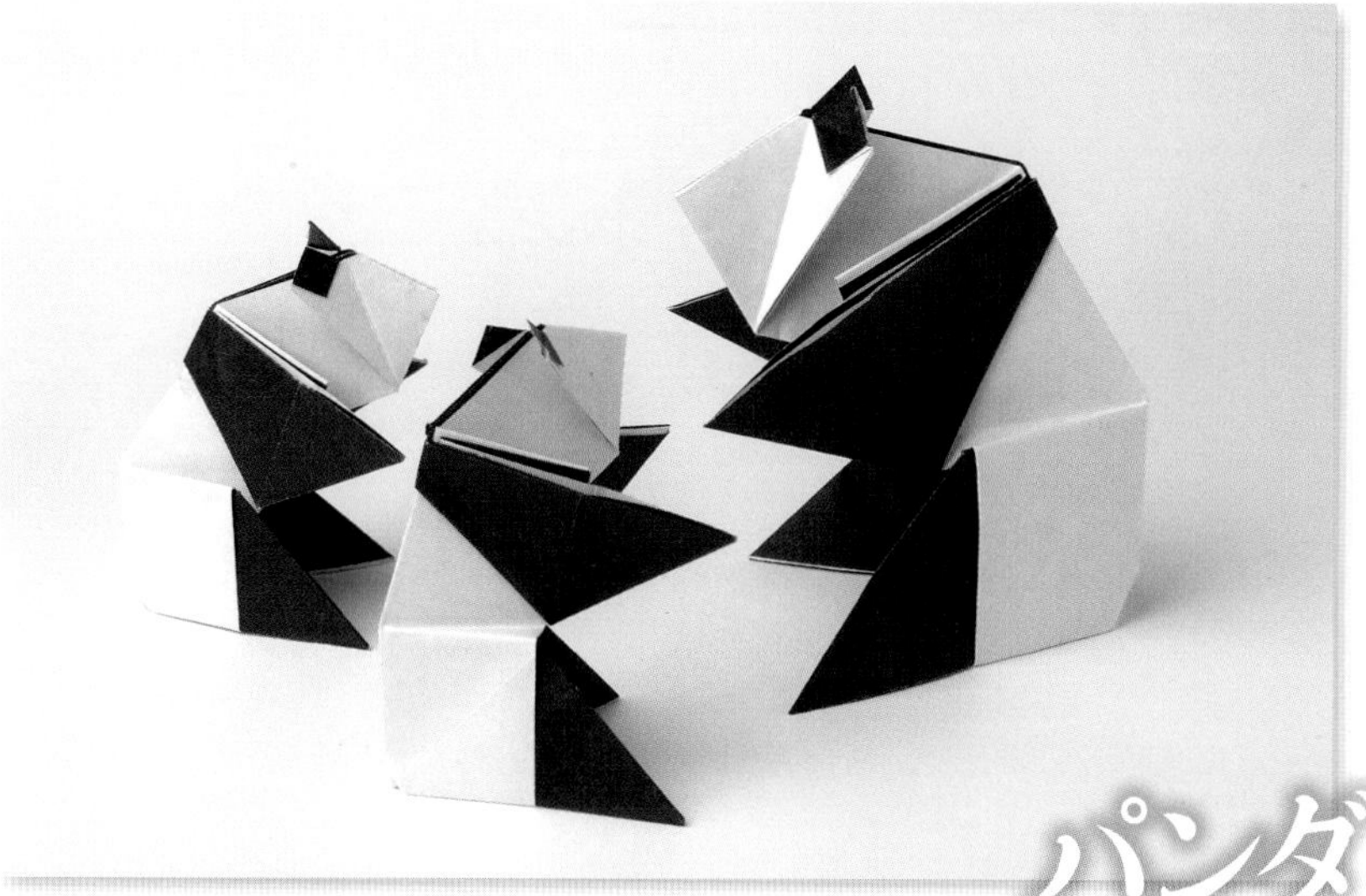

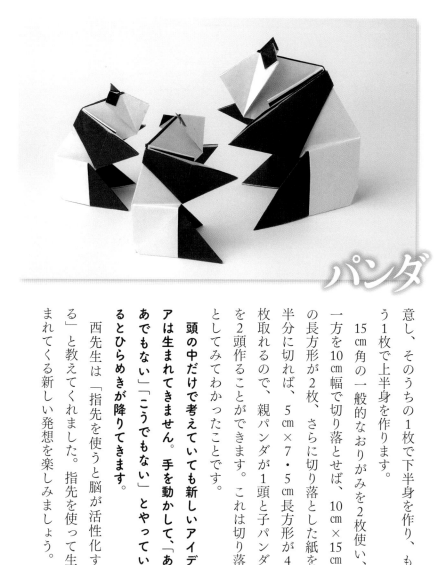

パンダ

意し、そのうちの1枚で下半身を作り、もう1枚で上半身を作ります。

15cm角の一般的なおりがみを2枚使い、一方を10cm幅で切り落とせば、10cm×15cmの長方形が2枚、さらに切り落とした紙を半分に切れば、5cm×7・5cm長方形が4枚取れるので、親パンダが1頭と子パンダを2頭作ることができます。これは切り落としてみてわかったことです。

頭の中だけで考えていても新しいアイデアは生まれてきません。手を動かして、「あでもない」「こうでもない」とやっているとひらめきが降りてきます。

西先生は「指先を使うと脳が活性化する」と教えてくれました。指先を使って生まれてくる新しい発想を楽しみましょう。

パンダの折り方

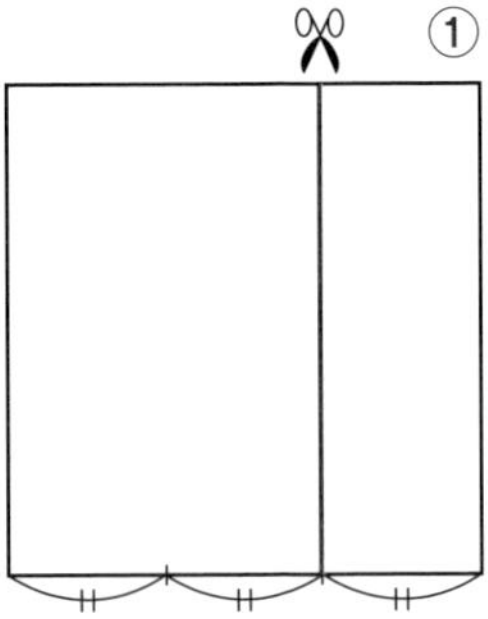

おりがみの3分の1を
切り落とす

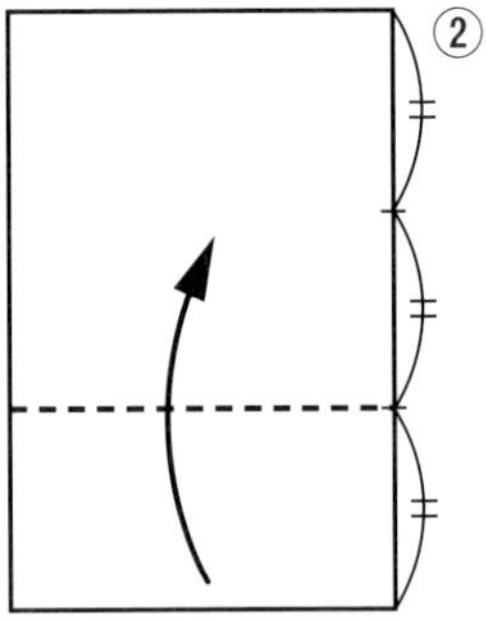

3分の1で折り返す

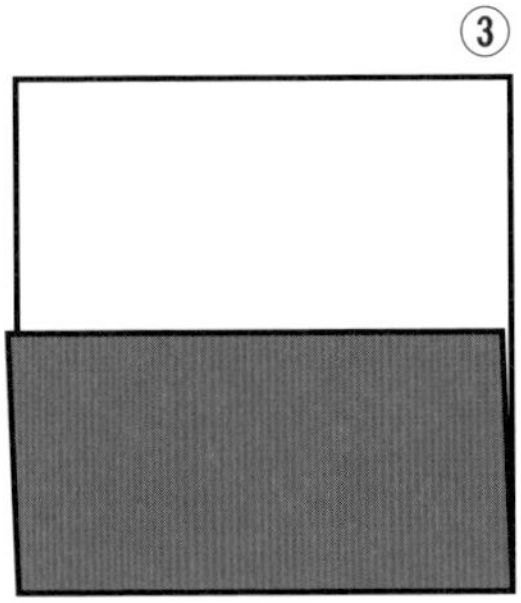

この状態で基本折り筋A
の折り筋をつける

基本折り筋A

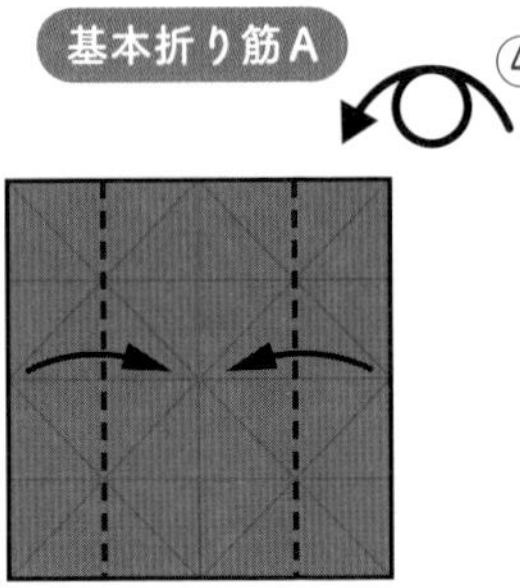

裏返して中心線に
合わせて折る

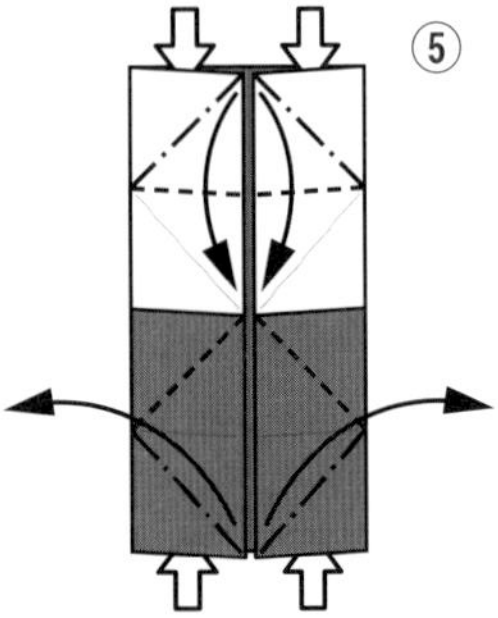

上)内側に開いて下に
つぶすように折る
下)角をつまむように
広げて折る

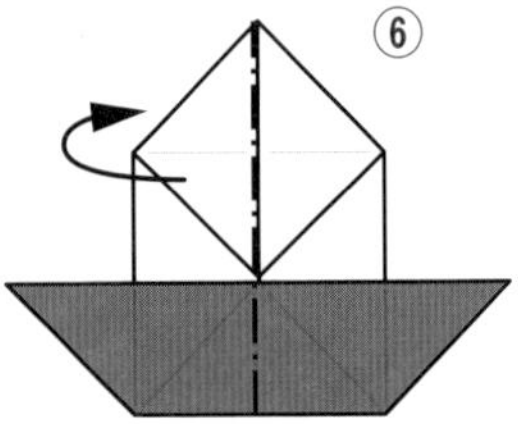

外側に半分に折る

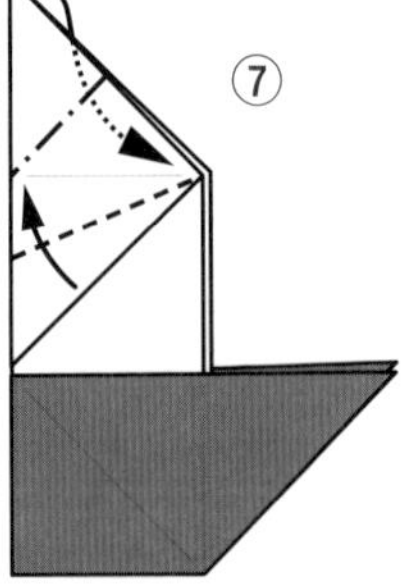

上)折り筋に合わせ
内側に折り込む
下)折り筋をつける
(反対側も同様)

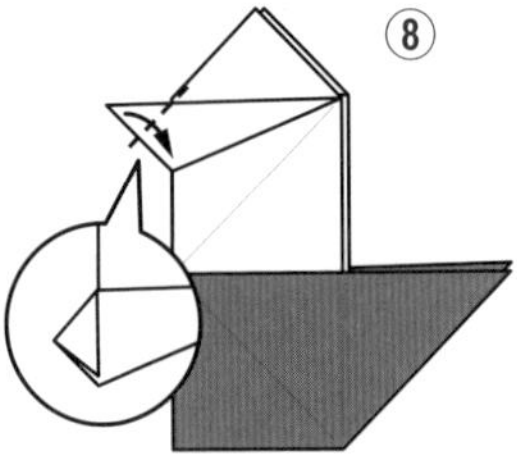

折り筋をつける
(反対側も同様)

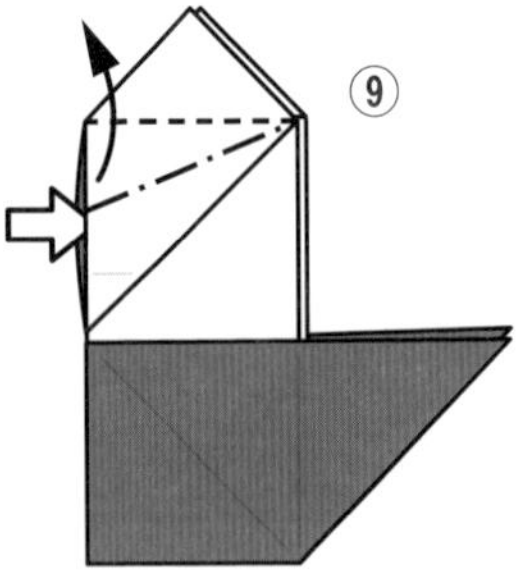

開いてつぶすように折る
(反対も同様)

⑩

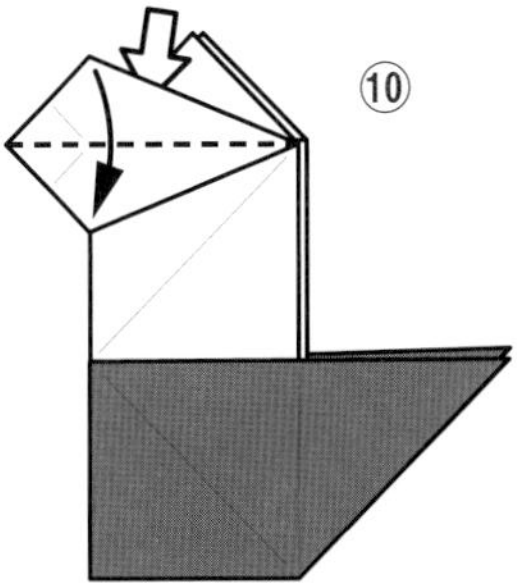

つぶした部分を
半分に折る
（反対も同様）

⑪

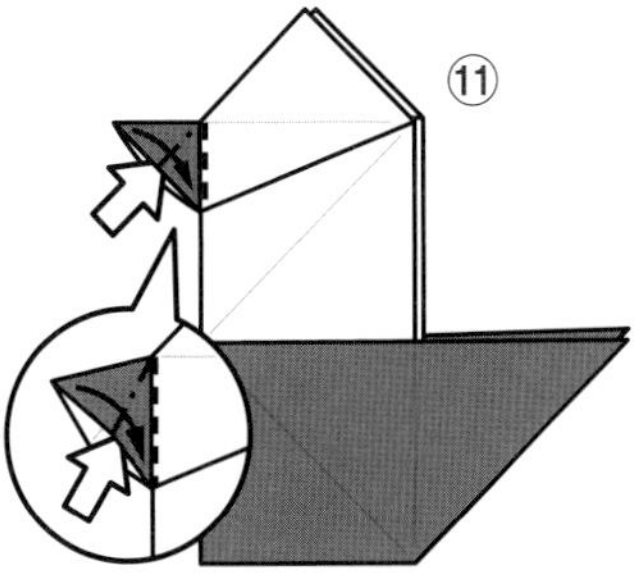

折り筋に従って
つぶすように折り、耳を作る
（反対側も同様）

⑫

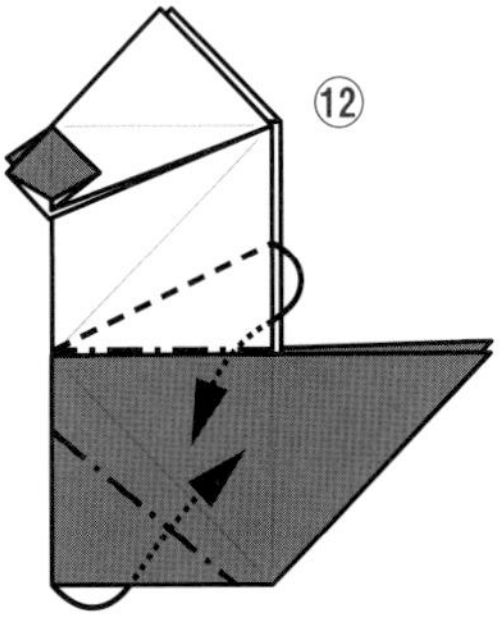

首と背中の部分を内側に
折り込む

⑬

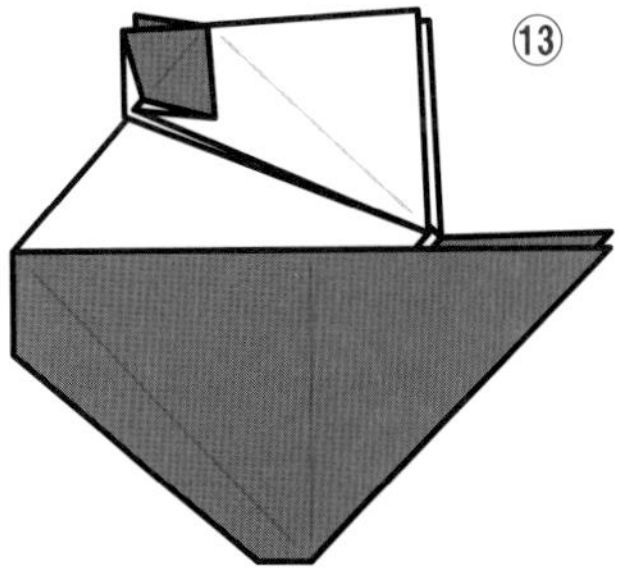

頭と前足（上半身）の完成

⑭

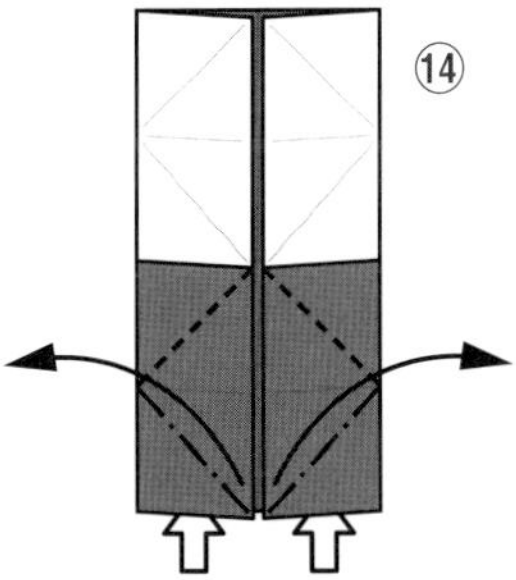

①と④を繰り返す。
角をつまむように
広げて折る

⑮

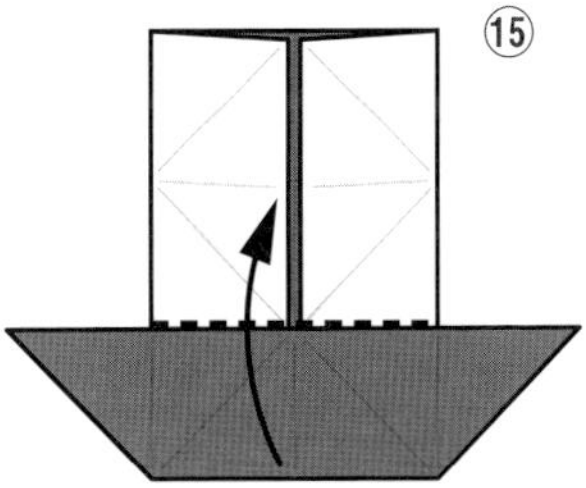

折り上げる

⑯

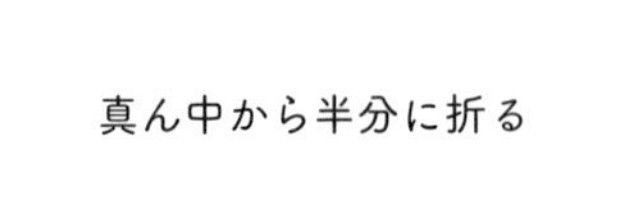

真ん中から半分に折る

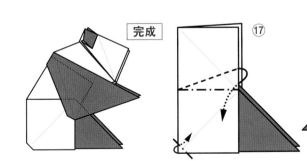

⑰

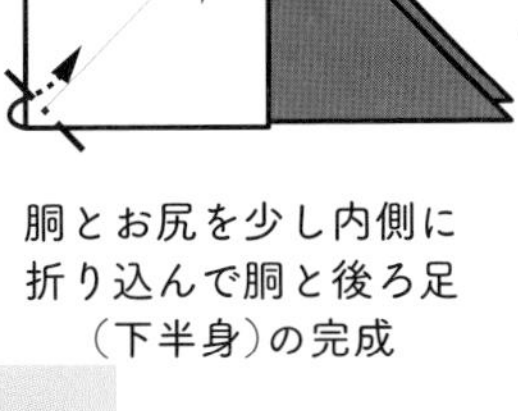

胴とお尻を少し内側に
折り込んで胴と後ろ足
（下半身）の完成

完成

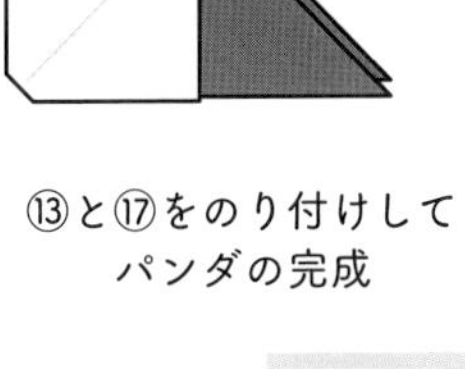

⑬と⑰をのり付けして
パンダの完成

折り方参考
動画はコチラ

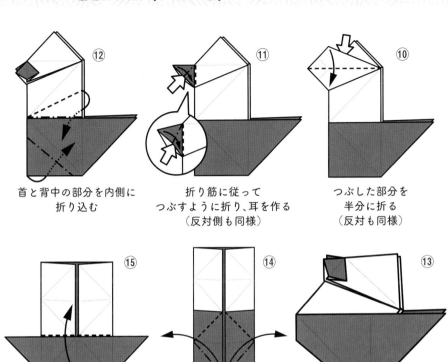

Column
02

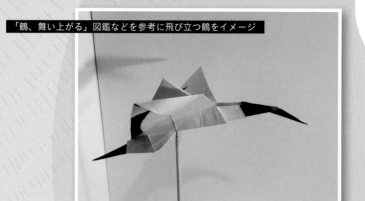

「鶴、舞い上がる」図鑑などを参考に飛び立つ鶴をイメージ

タンチョウヅルを飛ばしてみたいっ！

この本の100ページで紹介したタンチョウヅル。それを飛ばせないかな〜っと、いろいろ考えながら手を動かしているうちにできたのが写真の作品です。

前に創作おりがみでは、イメージに近づけるように折るのが大事とお話ししましたが、タンチョウヅルではなく普通の鶴でも頭の方を前に角度を調整しながら倒し、尾のほうを後ろにまっすぐになるようにあれこれ工夫して倒すと飛んでいる鶴が折れます。

始めからどんなふうに折ればいいかと考えるのではなく、できあがったものから形を変えてみるのもひとつの方法かもしれませんね。やり方は自由。幾通りもあっていい。それがおりがみの楽しみ方ですから。

昨春、城崎温泉に行きました。城崎温泉のある但馬はどこもかしこもコウノトリ。その日に泊まる温泉宿にもたくさんのコウノトリの紙細工が置いてありました。それを見たとき、「これだ！」と思って、いまはいろいろなコウノトリを考えては折っています。

それこそ図鑑を見て、飛ぶときは首はこうなっているんだな。羽根の色はこうだから、黒い部分をこんな感じで切り込みを入れて出せばいいのか、など……。やり始めると止まりません。

コウノトリの作品がいくつかできたらあの温泉宿に持っていって飾ってもらおうかなと考えています。

第5章

おりがみにプラスしたい脳にいい習慣

おりがみを求めて新しい場所に行ってみよう

新しい場所に行くと脳が活性化する

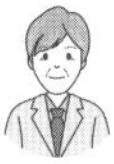

おりがみが脳にいいことはよくわかりました。欲をいえば、これを加えると、さらに「脳にいい！」という生活習慣みたいなものがあれば、ぜひ、お伺いしたいのですが、どうでしょう？

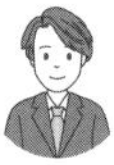

もちろん、いろいろありますよ！　まずは、**新しい場所に行く**ことです。これは**脳の老化を予防する最強の方法のひとつといわれています**。次ページの図は、アメリカで２０２２年に行われた比較的新しい研究です。被験者の高齢者にＧＰＳをつけ、その動きを１日モニターしました。右半分が移動が多い人で左半分が移動が少なかった人です。この研究でわかったことが２つあります。

ひとつは、**「移動していない人のほうが幸福度が低い」「移動している人のほうが幸福度が高い」**ということ。もうひとつは、**たくさん移動して幸せな人ほど、記憶力をつかさどる海馬と報酬系の活性が高くなっていた**ということです。

幸せな人ほどよく移動する

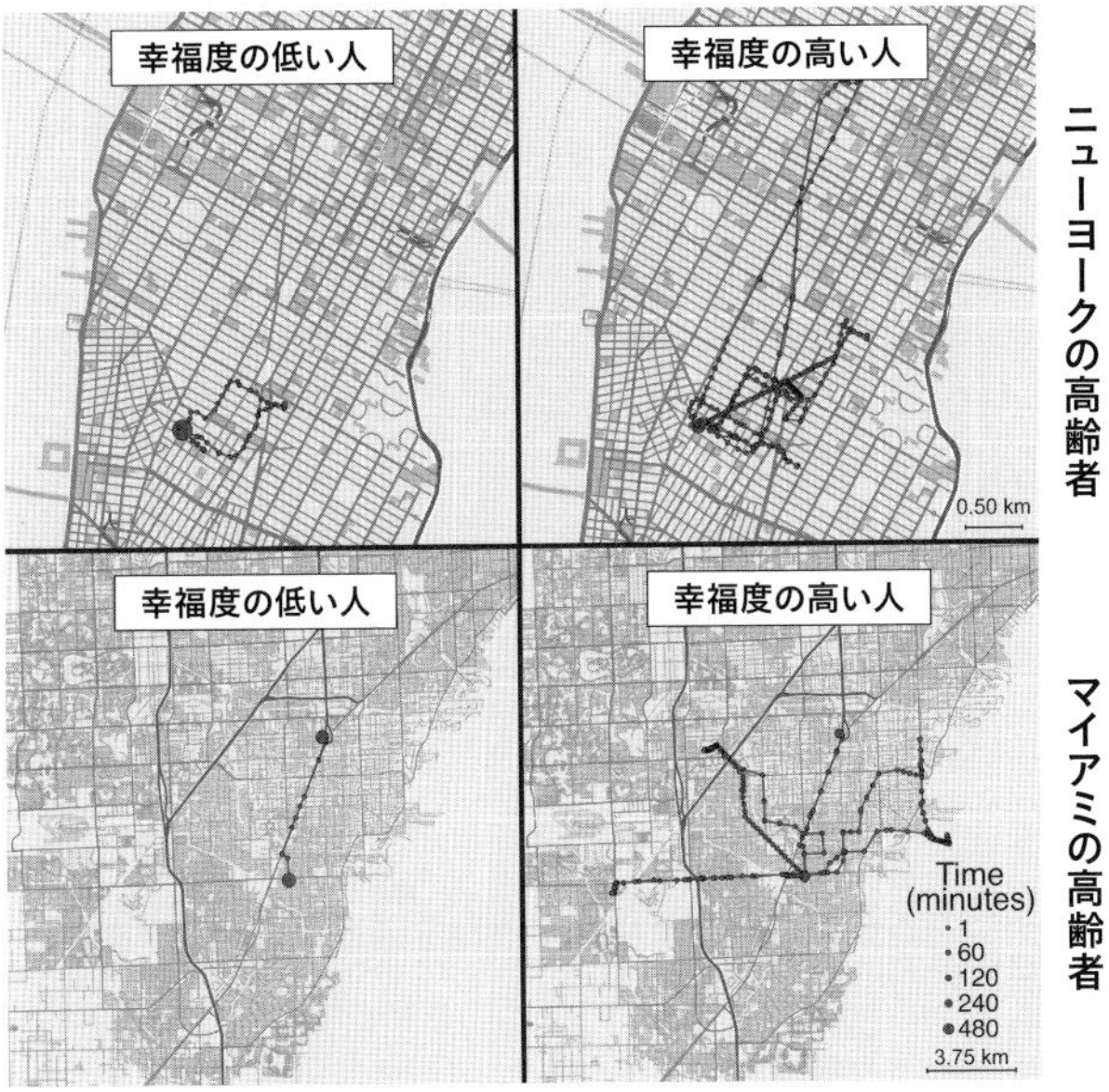

GPSをつけてどこに移動したかをモニターし、地図上に表したもの。幸せな人ほど、よく移動し記憶をつかさどる海馬の活性も高く（右側）、幸せでない人は、あまり移動せず、海馬の活性も低い（左側）ことがわかった。

出典：Heller AS, et.al., “Association between real-world experiential diversity and positive affect relates to hippocampal-striatal functional connectivity” , Nat. Neurosci. 2020 Jul;23(7):800-804.

アメリカのミシガン大学の「単語を記憶する研究」では、**単語を同じ場所で覚えてもらったグループと、場所を変えて（2ヶ所）覚えてもらったグループとでは、後者のほうが、記憶力が50％も上がった**ことがわかりました。

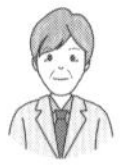

場所を変えたほうがよく覚えられるわけですか？

そうです。仕事で行き詰まったときや気分が乗らないときに、場所を変えると、仕事がはかどった、なんてことはないでしょうか？

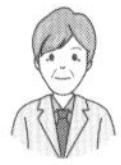

あります。気のせいかもしれませんが、気持ちがリフレッシュします。

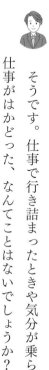

実はそれ、気のせいではないんです。脳で記憶をつかさどっている海馬には場所を記憶、学習する「場所細胞」という神経細胞があります。伊達さんにも行きつけのお店がありますよね。その場所を記憶しているのが場所細胞なんです。**海馬は脳の司令塔である前頭前野と連携していますので、場所を覚えようと場所細胞が活性化すると脳全体が活性化します。**これが実は、リフレッシュした感覚の原因なんです。もちろん海馬が活性化するわけですから、記憶力も上がります。

つまり、移動していない人は、気分が落ち込んでしまったり、記憶力が低下してきたりする可能性が高くなるというのですか？

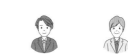

その通りです。ただ、場所細胞の働きにはもうひとつ素晴らしいことがあります。**脳細胞は歳を取ると基本的には増えないのですが、2ヶ所だけ増え続けることがわかっています。そのひとつが海馬の場所細胞なのです。**

へぇ〜、80歳でも増えますか？

90歳まで増えることがわかっています。でも、移動をしないと増えにくくなります。

おりがみを折るときに場所を変えるといいわけですね。また、チラシや包装紙を集めるために買い物に出かけるのもよさそうですね。場所細胞をどんどん刺激すれば、１００歳まで現役も夢ではなくなるかな？

若い頃好きだった音楽を聴きながらおりがみを折ろう

24歳前後に聴いていた音楽でドーパミンをドバッと分泌

かつて、「モーツァルトを聴くと頭がよくなる」といわれていました。その後、検証されて、脳にいいのはモーツァルトの曲ではなく、「好きな音楽を聴くこと」だとわかりました。**好きな音楽を聴いたときに出るドーパミンが脳にいい影響を与えていた**のです。

クラシックが嫌いな人にいくらモーツァルトを聴かせても、ドーパミンは出ないし、脳にいい影響があるわけでもないんですね。

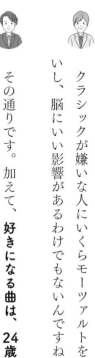

その通りです。加えて、**好きになる曲は、24歳前後に聴いていた曲に似た曲**で

あることもわかってきました。そもそも10歳から30歳までの記憶は思い出しやすいのですが、特に24歳前後で聴いた曲をよく覚えているようなのです。

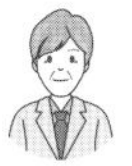

たしかに、懐メロのテレビを見ると、若い頃を思い出して、楽しい気がします。でも、昔の曲でなくても好きな曲だったらいいんですよね。

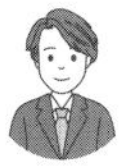

はい。好きな曲であれば、いま好きな曲でもかまいません。しかし、いま好きなその曲も、24歳前後の曲がベースになっている可能性があります。リズムが似ていたり、歌詞のフレーズの一部に連想するものがあったり……。であれば、その当時の曲を聞いたほうがもっとドーパミンが出るかもしれません。ちなみに伊達さんの24歳頃の思い出の曲は何ですか？

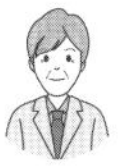

ブラームスかな……。特にヴァイオリン協奏曲はよく聴いてました。

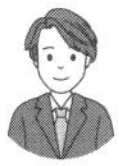

いいですね。さらにここからが重要なんですが、**好きな曲を聴きながらおりがみを折ると、相乗効果で、「すごく脳にいい！」**んです。

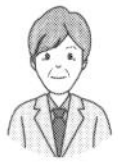

えっ、ブラームスを聴きながらおりがみを折るんですか？

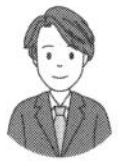

そうです。これは**デュアルタスク**といいまして、作業を2つ同時に行うことで、認知症予防に効果があることが証明されています。

ただ、聞き流しているだけではダメ。積極的に聴きながら、同時並行で折ることが大切です。

歳を取ると、だんだん同時並行の処理ができなくなっていきます。その現象が特に出るのが車の運転です。「速度を調整しながら左右を見る（速度調整＋左右の確認）」「話をしながら運転をする（話＋運転）」。これらは、いずれも2つのことを同時並行で行うデュアルタスクです。高齢者はこれができなくなるので、運転でミスを起こしてしまいます。

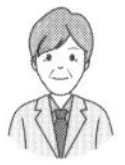

なるほど。では積極的にはどうすればいいんですか？

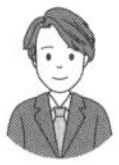

曲を口ずさみながら折るといいかもしれませんね。**デュアルタスクを繰り返していくと、認知症の発症を遅らせることができる**というエビデンスがあります。

同時並行の作業が脳にいい

24歳頃の
思い出での曲を聴く
＋
おりがみを折る

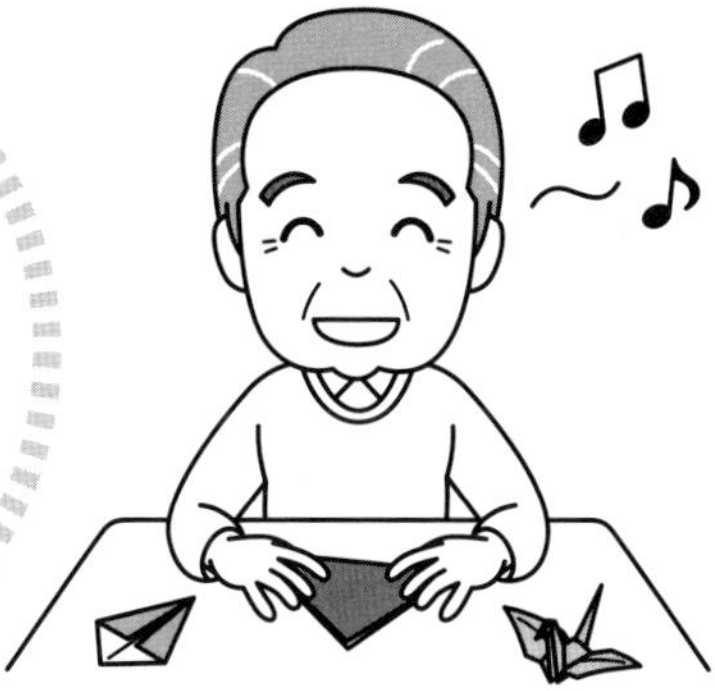

同時並行
＝
デュアルタスク

これを繰り返しやることで
認知症の発症を遅らせる可能性がある

夫婦でおりがみにチャレンジすると仲が良くなる

非日常の体験が絆を深める

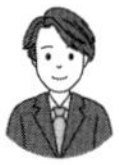

世の中、いろいろなご夫婦がいらっしゃいます。ただ、長年連れ添っているご夫婦が、必ずしも仲がいいわけではありませんよね。

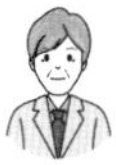

たしかに冷めたご夫婦もいますね。

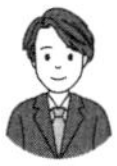

実は**冷え切った間柄のご夫婦が一瞬で仲良くなれる研究**があるんです。

それは、**夫婦で一緒に新しいことにチャレンジする**ことです。

ニューヨーク州立大学で、夫婦のお互いの身体で枕をはさんで一緒に障害物競争をする、という実験を行いました。枕を落とさないようにお互いにくっついていないといけない。しかも、制限時間は60秒。お互いに声を掛け合って、途中に障害物もある9メートルのコースを走って、また折り返してゴールを目指します。これを終えると非常に仲が良くなるんです。

非日常の体験をすると夫婦は仲良くなる、という研究です。大事なのは、「非日常」です。

非日常ならなんでもいいんですか？

たとえば、いままで行ったことのない高級レストランに行ってみる。あるいは、お化け屋敷に一緒に入ってみるのもいいです。

お化け屋敷は、ドキドキして心臓に悪そうです。

たしかに心臓疾患のある人は要注意ですが、そのドキドキがいいんです。心理学に**吊り橋効果**という有名な現象があるのですがご存じですか？

いえ、よくは知りません。

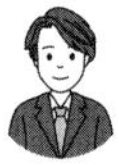

これは、吊り橋などを渡って、緊張や恐怖を一緒に経験すると、それを乗り越えた体験が2人の仲を親密にさせるというものです。

私の実体験にもあります。昔、妻と2人で沖縄に遊びに行って、海でバナナボート（バナナの形をした乗り物に乗り、マリンジェットでけん引してもらう）に乗ったことがあるんです。これが想像を絶する速さで、どんどん2人の身体が後ろに移動していき、最後はバシャーンと海に落ちてしまったんです。そのとき2人は大笑い。いまでも、その話をすると、2人で笑ってしまいます。

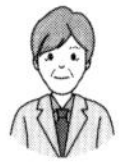

鮮明な記憶ですね。

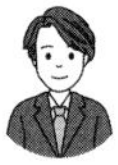

物を買った記憶はすぐに忘れてしまうのですが、体験はずっと忘れないんだなとそのとき思いました。

夫婦の絆を強めるには、体験の数や質がとても大切なんです。2人で笑い合えるような体験をすると、のちのち思い出して笑い合えますし、いろいろな意味で絆が強まると思います。

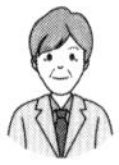

おりがみを一緒に折るのはどうですか？　だんなさんが動物の頭のほうを折っ

て、奥様がしっぽのほうを折って、ひとつの作品を完成させるとか。

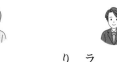

共同作業ですね。とてもいいと思います。旅行先でやるのもいいですね。ワンランク上のホテルや旅館に泊まると、いつもと場所が違うし、非日常の体験になります。そこでおりがみを折るという体験をすると記憶にも残りますね。海を見ながらでもいいし、森や大自然の中で折ってもいいですよ。

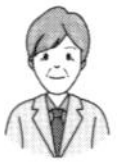

私はよく移動中のバスや電車の中で折ることがあります。

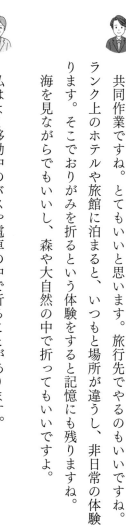

ご夫婦での旅行の移動中、新幹線の中や飛行機の中で折るのもいいですね。乗り物に乗っている時間はある程度決まっていますから、目的地に到着するまでに、3つ折る、などと決めてチャレンジするのもお勧めです。**非日常の空間で新しいことにチャレンジするのがポイントなので、いままでおりがみを折ったことがないご夫婦でしたら、一緒におりがみを折ること自体がよい体験になります。**

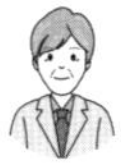

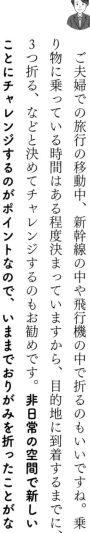

乗り物の中で新作を考えてみるのもよさそうですね。

たまにはバカ話をしながら
おりがみを折ろう

ほとんど笑わない高齢者は認知症になるリスクが高まる

伊達さんは普段よく笑いますか。

笑いますよ。

それはいいですね。実は、**ほとんど笑わない高齢者は、ほぼ毎日笑っている高齢者と比べ、男性は2・1倍、女性は2・6倍、認知症になる率が高くなります。**

そんなに！

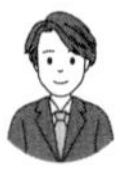

病院でも「笑う人のほうが、手術後の治癒率や快復率が高くなる」といわれます。笑うと私たちは、口角のところの頬の筋肉が上がります。筋肉が上がるとドーパミンが出るので、脳の状態が良くなるんです。**脳の状態が良くなると、免疫の状態も良くなります。**

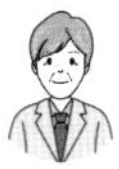

笑うと免疫力も上がるんですね。

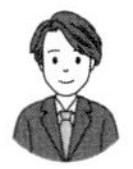

そうです。がんの治療でも「よく笑わせる」という方法があります。お笑いやコメディや喜劇を見せて、患者さんを笑わせて免疫力を上げるんです。

自然治癒力を高めてがんを駆逐する方法です。

笑いは高齢者にもいいんですよ。**笑いのない人は、要介護状態になる確率が、1・4倍高まるというデータもあります。**

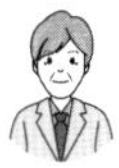

なんで笑うことがそんなに脳や身体にいいんですか?

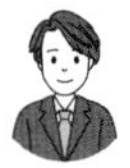

笑った瞬間というのは脳をマッサージしているようなものなんです。しかも脳の全体が活性化します。脳のマッサージは、マッサージの店に行ってもできない

ですからね。

ときどき、100歳以上でまだまだ元気なスーパーエイジャー（80歳以上で中年の平均値と同じくらいの認知機能をもつ人）の方々をテレビでお見かけしますが、みなさんいい笑顔をしていますよね。しかめっ面した100歳以上の元気な人はあまりいないんですよ。

笑って、よく寝て、脳をお掃除

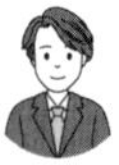

笑いは睡眠の質も改善することがわかっています。1日笑わない人と、よく笑った人では、よく笑った人のほうが、ぐっすり眠れます。質の良い睡眠を取ることが、認知症発症の低減につながることもわかっています。
脳には「グリンパテックシステム」という脳のお掃除機能があります。
寝ると、脳髄液（リンパ液のようなもの）の流れる場所が太くなって、たくさんの骨髄液が流れていき、異物（ゴミ）を排出していきます。このときに、アルツハイマー病の原因物質といわれるβアミロイド（タンパク質の一種）も流してくれるんです。睡眠の質が悪いと、このお掃除機能がうまくいかず、ゴミがたまりやすくなって、老化が進みやすくなるといわれます。

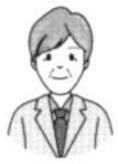

同年代の友人には、歳を取って睡眠時間が短くなったという人もいます。

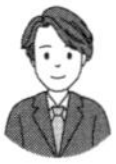

高齢になると睡眠時間が短くなるというエビデンスも出ています。でも**大事なのは、睡眠の長さよりも質**だといわれています。

高齢になっても、睡眠の質の下がらない人もいますが、一方で、何度も起きてしまってなかなか眠れないという人もいますね。そういう人は、**日中にたくさん笑って布団に入ると、夜目覚める頻度が減り睡眠の質が上がります。**

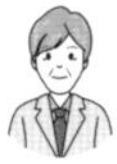

落語を聴いたり、お笑い番組を見ながら、おりがみを折るとよさそうですね。

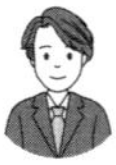

いいと思いますよ。仲間と一緒にバカ話をしながら折るなどは最高です。

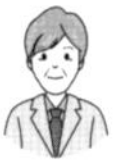

仲間とおりがみ倶楽部が作れると楽しそうだなあ〜。

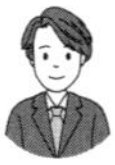

仲間と折ると、オキシトシン（１４０ページ参照）も出ますから、幸福感も高まりますよ。

子どもや孫、友達に教えて認知症のリスクを下げよう

おりがみを教えると記憶力がアップ

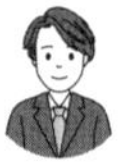

伊達さんは、子どもたちにおりがみを教えることはありますか？

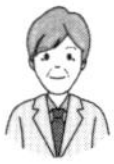

はい。イベントで近所の子どもたちに教えたことはあります。あのときは子どもたちが群がってきて嬉しかったな〜。

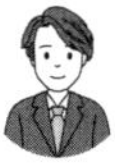

本当に嬉しそうですね。教えることは、脳にいい影響がいろいろあります。ひとつは**記憶力アップ**です。自分が理解できないと人には教えられませんし、何より記憶するいちばんいい方法は人に教えることなんです。

また、「教える」のは人のためにやることですよね。**ボランティア活動**（＝人の

ためにやること）をすると認知機能、実行機能（短期記憶力、判断力）が上がるというデータもあります。

ボランティアでおりがみを教えるのは実は脳活にすごくいいんです。

孤独感情は認知症の発症リスクを2倍に高める

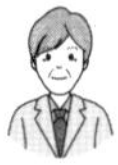

高齢者施設などでも教えてみたいな、なんて思っています。

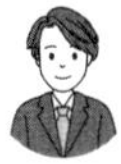

それはすごくいいですね。**教えることのメリットは「つながり」ができること**です。すると、孤独感情がなくなります。歳を取ると人が恋しくなるのでつながりを求め始めます。そのときに、つながる人がいないと、幸福感にダメージを受けます。またそれが認知症のリスクも高めるんです。

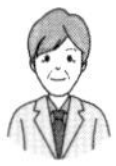

教える人も教えられる人も、つながることで認知症になりにくくなるんですね。

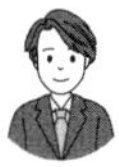

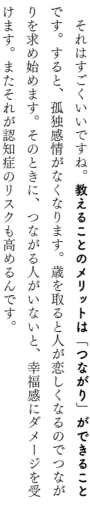

はい。認知症になりやすいリスク12因子が発表されています。12因子とは、「教育」「難聴」「高血圧」「肥満」「喫煙」「うつ病」「社会的孤立」「運

動不足」「糖尿病」「過度の飲酒」「頭部外傷」「大気汚染」です。

　この中で、リスクの高いもののひとつが「社会的孤立」です。

　人とのつながりのない孤独な高齢者は、脳の老化が進んで、認知症になるリスクが高まります。また、**孤独感情は認知症発症リスクを2倍にする**というエビデンスも出ています。

　逆に、**人とつながると、その瞬間に脳から至福ホルモンといわれる「オキシトシン」が出ます**。お孫さんや誰かと一緒に折ると、オキシトシンが出ますので、**幸福度が高くなり、ストレスも感じにくくなります**。

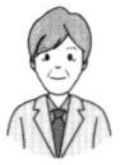

　幸福度が高いとは、脳の至福ホルモンが出ている状態なんですね。

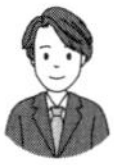

　その通りです。ほかにも、これまで何度か出てきているやる気ホルモンの「ドーパミン」、リラックスできているときに出るホルモン「セロトニン」が出ていると幸せを感じます。これらのホルモンが出ていると、ストレスを感じていない状態になり、脳の状態が上がり、多くの脳の部分を使っている（活性化している）ことにもなりますので、老化しにくくなります。

孤独と認知症の関係とは？

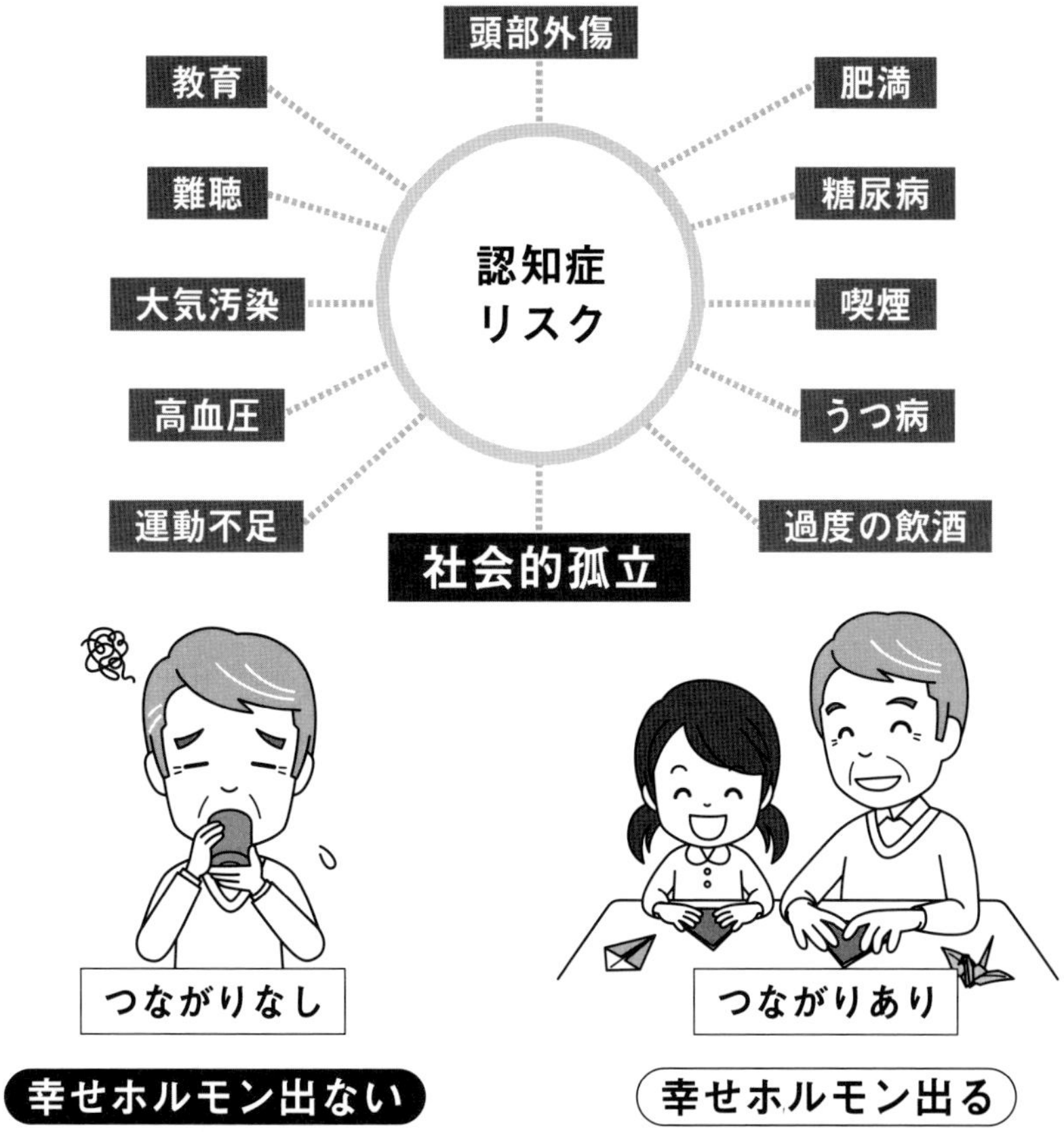

**孤独感情は認知症発症リスクを
2倍にする可能性がある!**

60歳以上の男性の3人に1人は友達がゼロ

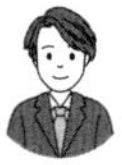

あと、高齢になると友達がいなくなることが日本のリサーチでも発表され、最近話題になっています。

それによると、60歳以上の3人に1人は、友達がゼロだそうです。

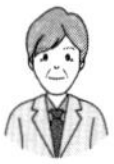

なんか寂しいですね。

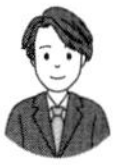

はい。特に、男性は定年を迎えて仕事がなくなるとつながりがゼロになって、気づくと友達がいないという事態になってしまいがちのようです。

情報発信をしてつながりを作ろう

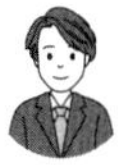

でも、伊達さんはいまでも現役で建築士の仕事をしているし、つながりはたくさんありますよね。それが伊達さんの若々しさの秘訣といえますね。加えて、サークルを立ち上げるのもいいと思います。

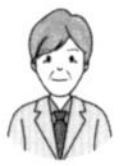

サークルは挑戦してみたいですね。作品を見せる場としては、いまは、Facebookに自分の作品をアップしています。見も知らぬ海外の方が「いいね」とつけてくれたりします。

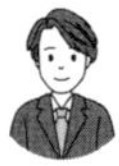

それはいい。インスタ（Instagram）もいいですよ。**日本は友達といえば、「同世代、同性」をイメージするかもしれませんが、欧米は性別にこだわらないジェンダーレスが浸透しています。年代も気にしません。だから、性別や年代を超えた友達がいるのは当たり前です。**インスタをやると世界中に性別や世代を超えた友達ができやすくなります。

定年退職して、周りに友達がいない方はインスタでおりがみを紹介すると友達ができるかもしれませんね。「#origami」のようにハッシュタグ（#のこと。SNS上で言葉を強調するためにつけるマーク。人から見つけられやすくなる）をつけると、世界中のおりがみ仲間とつながるかもしれませんよ。

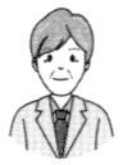

はい。挑戦してみます。

疲れたら30分昼寝をしよう

1時間以上の昼寝は認知症になりやすい

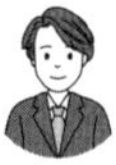

前に、睡眠の話をしましたが、昼寝に関してもおもしろいデータがあります。**30分の昼寝をすると認知症のリスクが50％下がるのですが、1時間以上昼寝をしてしまうと、逆に認知症のリスクが上がる**んです。

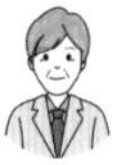

ほほう、それはおもしろいですね。どうしてですか？

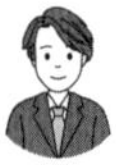

詳しくはわかっていないのですが、理由として確率が高いのはストレスとの関係です。**30分の昼寝はストレスを減らす効果がある**のではないか、ということです。**心筋症のリスクも昼寝30分以下で下がることがわかっています。**

でも、1時間以上の昼寝はダメです。なぜなら、夜、ちゃんと眠れずに、睡眠の質が下がってしまうからです。やるなら30分以下の昼寝が推奨です。

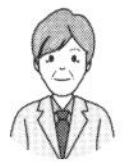

だけど、30分の昼寝って難しいですね。もっと寝たくなる。

眠れないときはグーのエクササイズでグーッスリ

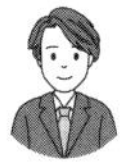

たしかにそうかもしれません。横になると熟睡してしまう人が多いんですよ。だから、横にはならず、デスクにうつ伏せになって寝るのがいいかもしれません。**うたた寝程度でいいんです。**

私は「ミニシエスタ」といっています。企業にもお勧めしていて、実際に採用した企業はパフォーマンスが上がっています。

30分寝るのが大変なら5分でもOKです。5分で30分の昼寝効果が上がる特殊な方法があるので、お伝えしましょうね。

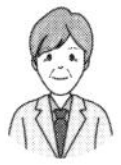

ぜひ、伝授してください！

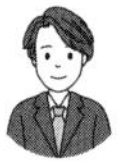

簡単にいうと身体をリラックスさせてから寝ればいいんです。そのためには、まずリラックスするときに働く自律神経「副交感神経」を優位にするエクササイズをやります。**手をグーにしてギュッと握り続けて10秒数えます。そのあと、パッと力を抜いて開きます。**以上です。

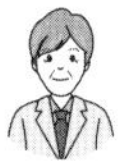

へ？　それだけですか？

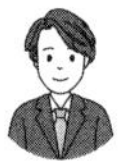

はい、それだけです。夜眠れないときは、無理に寝ようとしないで、テレビでも見ながら、手をギュッと握ると、だんだん眠くなる効果が期待できます。

自律神経には、副交感神経のほかに、身体を活発にする「交感神経」があります。**力を入れると、交感神経が優位になります。人間の身体はバランスでできているので、交感神経を活性化すると、今度は、リラックス系の副交感神経が活性化するんですよ。**

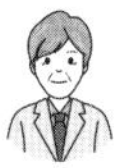

おりがみを一生懸命やって眠くなったら、30分寝ちゃえばいいんですね。眠れなかったら、グーの拳を作って5分寝る。今度やってみます！

眠りたいときは拳を握る！

交感神経➡優位

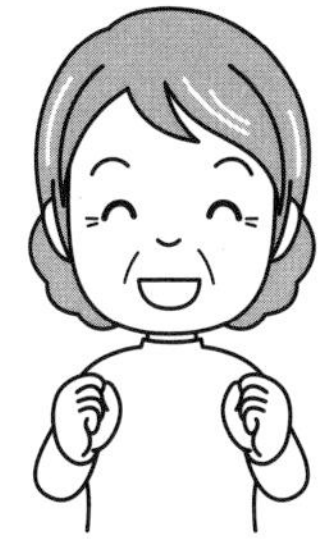

拳を10秒、力を入れて握る

副交感神経➡優位

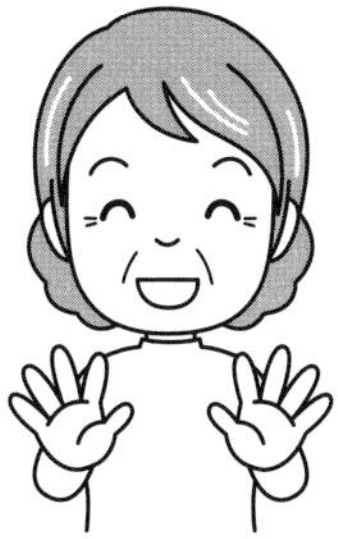

力を抜いて開く

リラックスして入眠しやすくなる

感謝の手紙を書くと人生の満足度が上がる

感謝を言葉にするとドーパミンが出る

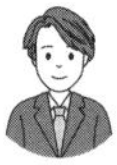

伊達さん、最後に最高にステキな脳にいい習慣をお伝えしましょう。

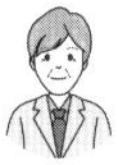

ぜひお願いします。

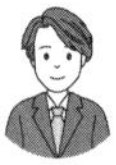

実は、**感謝をするとドーパミンが出てパフォーマンスが上がる**ことがわかっているんです。

かつて、あるマラソン選手から「後半にタイムが落ちる」と相談を受けたことがあります。なぜ、タイムが落ちるのかを分析してみると、心の中で「タイムが伸びなかったらどうしよう」「自分はここまでもつかな」と心配をしながら走っていたことがわかりました。そこで、「今度からバテてきたら感謝しているときに使っている言葉を心の中でいいながら走ってみてください」と伝えました。

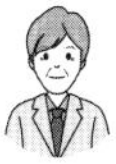

ほほう、それで?

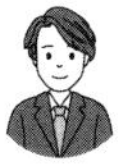

実際、後半に差し掛かったときに「ありがとう、ありがとう」と心の中で繰り返しながら走ったそうです。すると、「何が『ありがとう』なんだろう」と自分で探し始めて、「沿道で応援してくれる人へのありがとう」「自分が代表のひとりとして走れていることへのありがとう」と感謝の対象が浮かんできたそうです。気づいたらゴールしていて、しかも、実際にタイムが約10分縮まったんです。

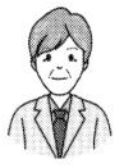

すごい効果ですね。何も考えずに言葉にするだけでいいんですか?

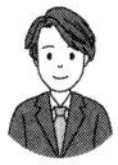

おもしろいのが、繰り返しいってると、このマラソン選手のように「何がありがとうなんだろう」と思うことです。**脳は空白があるとそれを埋めようとする性質があります。**「ありがとう」といっているうちに、「何が?」という空白ができるので、そこに「何に対してのありがとうだろう」と考えるようになるというわけです。

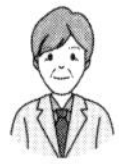

なるほど。でも、感謝を伝えるのは気恥ずかしいかな。

感謝をすると感謝が返ってくる

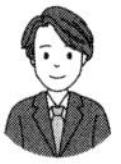

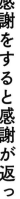

そうなんです。感謝の気持ちを伝えるのは、結構「恥ずかしい」と思う人が多いんです。でも、伝えたほうがいいんですよ。

感謝の気持ちを書いた手紙をもらうと全員がよろこぶというデータがあります。人は自分のことが好きなので、自分を重要だと思ってくれると嬉しくて、思ってくれた相手に好意を持ちます。逆にいえば、**人に好かれている人は、よく感謝を伝えている人で、感謝を伝えるのが上手**なんですよ。

でも、特に男性、**日本男児は自分の気持ちをいわない傾向があります。**

実は、私の父も同じで、感謝をいわない人でした。あるとき、私から両親に手紙を出したんです。30代前半から患っていた病気が治り、仕事も再開して軌道に乗ってきたときでした。「いままでいろいろなことがあったけれど、本当に父と母に感謝しています」と書きました。そうしたら、実家のある鹿児島に帰ったときに、父が「一緒に温泉に行こう」と誘ってくれて、私の背中を流してくれたんです。初めての経験で涙が出そうになりました。

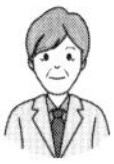

感動しますね。

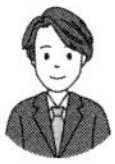

父なりの感謝のメッセージだと受け取って、「**感謝は感謝で返ってくる**」と思いました。こうしたことが、人間関係を良くします。いつも自分だけを主張していると、だんだん迷惑老人になってしまうと思います。

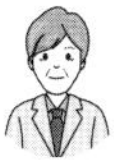

迷惑老人ですか。それはなりたくないですね。

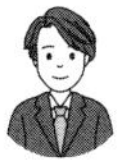

感謝の気持ちを伝えられる人は、いつまでもみんなから好かれると思います。気持ちを伝えることが大事だし、いくつになっても続けたほうがいい習慣です。精密把握の効果で、脳の幅広い分野を活性できるので、手書きの手紙で伝えるとなおいいと思いますよ。

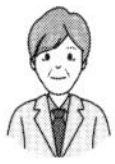

感謝の気持ちを手書きすると脳のあちこちが活性化する。感謝の気持ちが返ってくるという特典もつく。いいことだらけですね。**手紙におりがみの作品を添えて送れば、さらに脳が活性化し、100歳まで元気な脳でいられそうです。**

おわりに

いつまでも子どもの心を忘れない——童心未泯——

楽しいから幸せホルモンで脳が活性化!?

西先生は、おりがみが脳にいいことをいろいろ教えてくれました。

記憶力が上がる。やる気が出る。ものごとを立体的に捉える力が養える。幸せな気持ちになる……。数えたらきりがないくらいの効果です。自分では86歳という年齢を意識していませんが、この歳になっても現役で心も体も頭も健康で働いていられるのは、おりがみを始めたことと無関係ではないでしょう。

おりがみを始めて、自分としていちばん脳にいいと思っているのは、「楽しんでいる」ことです。折るのが楽しい。新しい発見があるのが楽しい。人とつながりができるのが楽しい。

「楽しいと幸せホルモンがドバッと出て脳が活性化する」

これも西先生が教えてくださったことです。

情熱をもち、夢中でおりがみに取り組んでいるのが脳にいちばんいいのかもしれません。

中国に「童心未泯（トー・シン・ウェイ・ミン）」という成句があります。「まだまだ童心を失っていないぞ」という言葉です。童心・童眼を持ち続けることが私の人生のモットーです。

創作おりがみは本当に楽しく、折り始めると子どものように夢中になってしまいます。子どものように取り組んでいるのが、若々しくいることの秘訣だと自負しています。

80歳で世界とつながる

最近は、人に作品を見てもらうことにも楽しさを感じています。

身近な人にはもちろんのこと、Facebookの「Origami Help」という海外の方が主宰するおりがみの公開グループ（メンバーは約2・2万人）に投稿をしています。海外の方が「いいね！」してくれるのが嬉しいし、コメントをもらえば、翻訳機能を駆使して、英語で返事もしています。

おりがみはＯＲＩＧＡＭＩとして世界共通語になっています。最近書道が無形文化遺産としてユネスコに申請されるという報道がありました。

私はおりがみも十分その資格があると思っています、
ＯＲＩＧＡＭＩはその名が世界で共通になっていることからも、日本が中心だとの気概を持ってこれからもＳＮＳにアップしていきたいと思います。

「紙わざ大賞」（主催・特種東海製紙／審査員長・日比野克彦さん）への作品の応募も続けています。入選すると、嬉しいしやる気が余計に出てきます。

これまでに2度の入選を果たしました。

いまは大賞を目指しています。

夢はおりがみを未来につなげること

現在のいちばんの夢は、おりがみの伝承を未来に継続すること。そして、おりがみが無形文化遺産として世界中の人々の心をつなぎ、世界平和のためにわずかでも貢献することです。

平安時代末期に「蛙」のおりがみがあったことが伝えられています。これは、人々が厳しい旅から「無事蛙（ぶじかえる）」という願いを込めてお守りにしていたのではないでしょうか。

おりがみは、和紙の誕生以後、神事などで使われてきた和紙の切れ端を用いて生まれた紙の造形芸術ではないかと私は思っています。

そこには、日本人のもったいない精神や繊細な美意識、遊び心といった誇るべき感性が折り込まれています。


私たちには、先達が1000年を超える長い時の流れの中で永々と築き、伝承してきたこの素晴らしい文化を、未来へと継承していく責務があります。

それには、おりがみを難しく「作者個人のもの」にするのではなく、やさしく「万人が親しみ、楽しむもの」にしていかなければなりません。

私は、伝承おりがみの「やっこさん」や「鶴」より難しくしないとの信念を持って、日夜創作おりがみにいそしんでいます。

また、おりがみは、日本人のもつ創意工夫精神の原点であり、再び子どもたちの教育に用いられるべきものです。

正方形でなければいけない、切り込みを入れてはいけない、などの「こうじゃなければいけない」を取り払えば、発想は思考の幅も広がり、おりがみはもっと自由で楽しくなります。
そうなれば、さらに多くの人がおりがみを楽しめて、未来に受け継がれ、永遠のものになっていくと思います。

私もおりがみの殿堂に黄金《こがね》の釘とまではいわないまでも、鉄釘のひとつでも打ちつけて、「鶴」のような永遠に折り継がれるものをひとつでも残せたら、幸せに思います。

みなさんも早速おりがみを始めてみてください。

いつかみなさんと一緒に創作おりがみを見せ合う日がきたら嬉しく思います。
最後までお読みいただき、ありがとうございました。

２０２４年４月吉日　伊達博充

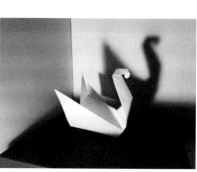

白鳥（スワン）

参考文献

第１章　おりがみが脳にいいこれだけの理由

●脳の老化にストップをかけるのが指先の力　p16

・歳をとるほど、指の動きが遅くなる／ Moehle KA, Long CJ. Models of aging and neuropsychological test performance decline with aging. J Gerontol. 1989 Nov;44(6):P176-7.
・2種類の手の動き：「握力把握」と「精密把握」／ NAPIER JR. The prehensile movements of the human hand. J Bone Joint Surg Br. 1956 Nov;38-B(4):902-13.
・「握力把握」と「精密把握」では脳の異なる部分が活性化／ Ehrsson HH, Fagergren A, Jonsson T, Westling G, Johansson RS, Forssberg H. Cortical activity in precision- versus power-grip tasks: an fMRI study. J Neurophysiol. 2000 Jan;83(1):528-36.
・後部頭頂皮質は手指で触れた物体の形状などを識別する役割／ Saito K, Otsuru N, Inukai Y, Kojima S, Miyaguchi S, Nagasaka K, Onishi H. Effect of Transcranial Electrical Stimulation over the Posterior Parietal Cortex on Tactile Spatial Discrimination Performance. Neuroscience. 2022 Jul 1;494:94-103.

●おりがみを折るともの忘れが減る　p20

・手を対象にそえるだけで注意力が向上／ Satoshi Shioiri and others, Visual attention around a hand location localized by proprioceptive information, Cerebral Cortex Communications, Volume 3, Issue 1, 2022, tgac005
・記憶に残すには0.3秒、0.4秒見ることが望ましい／ Potter MC, Staub A, Rado J, O'Connor DH. Recognition memory for briefly presented pictures: the time course of rapid forgetting. J Exp Psychol Hum Percept Perform. 2002 Oct; 28(5):1163-75
・紙を折ることは視覚空間的知能（物を立体的に認知する機能）を発達させる基礎的な力につながる／ Taylor, H. A., and Hutton, A. (2013). Think3d!: training spatial thinking fundamental to STEM education. Cogn. Instr. 31, 434–455.
・折り紙のうまさは、ビッグ5（性格特性）の内向性と空間認知力に関係がある。内向性は警戒する力（注意力のコントロール）や問題解決力につながる可能性／ Hanada M. Introversion and High Spatial Ability Is Associated With Origami Proficiency. Front Psychol. 2022 Mar 2;13:825462.
・体の反応は注意力と関係している／ Novikov, Novikov NA, Nurislamova YM, Zhozhikashvili NA, Kalenkovich EE, Lapina AA, Chernyshev BV. Slow and Fast Responses: Two Mechanisms of Trial Outcome Processing Revealed by EEG Oscillations. Front Hum Neurosci. 2017 May 5;11:218
・若い人と高齢者では手を使うときの脳の機能が衰えている／ Landelle C, Anton JL, Nazarian B, Sein J, Gharbi A, Felician O, Kavounoudias A. Functional brain changes in the elderly for the perception of hand movements: A greater impairment occurs in proprioception than touch. Neuroimage. 2020 Oct 15;220:117056.
・学習の転移／ Cormier, S. M., & Hagman, J. D. (Eds.). (1987). Transfer of learning: Contemporary research and applications. Academic Press.

●何歳になっても脳のネットワークは進化する　p24

・ピアノのうまさは指の筋力よりも脳の神経細胞の動きが影響／古屋晋一（2009）ピアニストの身体運動制御 —音楽演奏科学の提案．システム／制御／情報．53(10): 419-425
・指の器用さは指を動かすエクササイズで改善でき、認知機能の改善効果もある／ Li P, Deng Y, Guo X, Wang J. Nursing effects of finger exercise on cognitive function and others for cerebral ischemic stroke patients. Am J Transl Res. 2021 Apr 15;13(4):3759-3765
・紙を折る能力は生後27ヶ月（2歳3ヶ月）から現れ、歳とともに上達する／ Travers BG, Kirkorian HL, Jiang MJ, Choi K, Rosengren KS, Pavalko P, Jobin P. Knowing How to Fold 'em: Paper Folding across Early Childhood. J Mot Learn Dev. 2018 Jun;6(1):147-166.
・大人になっても神経は再生される / Ming, G.L. & Song, H., "Adult neurogenesis in the mammalian brain: significant answers and significant questions", Neuron, 2011, Vol.70(4), p.687-702
・90歳まで神経新生が起きる / Moreno-Jiménez EP, et.al., "Adult hippocampal neurogenesis is abundant in neurologically healthy subjects and drops sharply in patients with Alzheimer's disease", Nat. Med., 2019, Vol.25(4), p.554-560
・脳は変化する（スパイン）／ Runge K, Cardoso C, de Chevigny A. Dendritic Spine Plasticity: Function and Mechanisms. Front Synaptic Neurosci. 2020 Aug 28;12:36
・軽度認知症外（MCI）でも適切な措置をすると15〜40%は正常の認知機能に回復／" バーチャルリアリティデバイスを利用した認知機能検査の有用性の検討", 日本老年医学会雑誌　60巻(2023) 1号

●おりがみで「あれっ、名前が出てこない！」がなくなる　p28

・折り紙のトレーニングで、言語力が上がる／ Locatelli M, Gatti R, Tettamanti M. Training of manual actions improves language understanding of semantically related action sentences. Front Psychol. 2012 Dec 10;3:547.
・折り紙のトレーニングは、女性のメンタルローテーション力を高める（地図を読む力、車庫入れ、道を覚える力につながる可能性）／ Jaušovec, N., & Jaušovec, K. (2012). Sex differences in mental rotation and cortical activation patterns: Can training change them? Intelligence, 40(2), 151–162.

●脳は新しいことにチャレンジするのが好き　p32

・創造性には新しいことへのオープンな態度と柔軟な思考が関係する／ Furnham, A., Zhang, J., and Chamorro-Premuzic, T. (2005). The relationship between psychometric and self-estimated intelligence, creativity, personality and academic achievement. Imag. Cogn. Pers. 25, 119–145.
・オープンさは高齢者のより高い認知機能と関連／ Sutin, A. R., Stephan, Y., Luchetti, M., and Terracciano, A. (2019). Five-factor model personality traits and cognitive function in five domains in older adulthood. BMC Geriatr. 19:343. doi: 10.1186/s12877-019-1362-1
・折り紙の能力に男女差はない／ Hanada M. Introversion and High Spatial Ability Is Associated With Origami Proficiency. Front Psychol. 2022 Mar 2;13:825462.
・折り紙は「言語」「イメージ」「3次元への変換」「評価」トレーニングになる／ Zhao F, Gaschler R, Kneschke A, Radler S, Gausmann M, Duttine C, Haider H. Origami folding: Taxing resources necessary for the acquisition of sequential skills. PLoS One. 2020 Oct 5;15(10):e0240226. ／ Tenbrink T, Taylor HA. Conceptual transformation and cognitive processes in origami paper folding. The Journal of Problem Solving. 2015;8: 2–22. 10.7771/1932-6246.1154

●脳は「生きがい」によって若返る　p36
・生きがいがある人は、脳が萎縮しても認知機能が高い／ Boyle PA., et.al., “Effect of purpose in life on the relation between Alzheimer disease pathologic changes on cognitive function in advanced age” , Arch. Gen. Psychiatry, 2012, Vol.69(5), p.499-505
・大人になっても神経は再生される／ Ming, G.L. & Song, H., “Adult neurogenesis in the mammalian brain: significant answers and significant questions”, Neuron, 2011, Vol.70(4), p.687-702
・趣味が多いほど、認知症になる人が少ない／ Ling L., et.al., “Types and number of hobbies and incidence of dementia among older adults: A six-year longitudinal study from the Japan Gerontological Evaluation Study (JAGES)” , 日本公衛誌, 2020, Vol.67(11), p.800-810
・趣味が多いほど、死亡リスクが下がる/Kobayashi T., et.al., “Prospective Study of Engagement in Leisure Activities and All-Cause Mortality Among Older Japanese Adults” , J. Epidemiol., 2022, Vol.32(6), p.245-253

第2章　おりがみに慣れる　脳活おりがみ【準備編】

●4ステップの指エクササイズで認知機能を改善しよう　p40
・60～70歳の人に4ステップの指のエクササイズをやってもらうと認知機能が改善／ Yuqing Wang1, *, Yikai Kong, “Finger Dexterity and Attention in the Elderly” , Proceedings of the 2022 6th International Seminar on Education, Management and Social Sciences, Date: 15-17 July 2022
・4つのエクササイズは脳卒中患者のリハビリでも有効／ Li P, Deng Y, Guo X, Wang J. Nursing effects of finger exercise on cognitive function and others for cerebral ischemic stroke patients. Am J Transl Res. 2021 Apr 15;13(4):3759-3765.
・指の動きが遅いと、注意力が低い／ Novikov, N. A., Nurislamova, Y. M., Zhozhikashvili, N. A., Kalenkovich, E. E., Lapina, A. A., Chernyshev, B. V. (2017). Slow and fast responses: Two mechanisms of trial outcome processing revealed by EEG oscillations. Frontiers in Human Neuroscience, 0.
・指の動きは短期記憶と注意力に関係している／ Rabinowitz I, Lavner Y. Association between finger tapping, attention, memory, and cognitive diagnosis in elderly patients. Percept Mot Skills. 2014 Aug;119(1):259-78.
●速く折れるようになってどんどん脳を活性化しよう　p44
・歳をとるとドーパミンが減っていく傾向／ Ota M., “Age-related decline of dopamine synthesis in the living human brain measured by positron emission tomography with L-[beta-11C]DOPA” , Life Sci., 2006, Vol.79(8), p.730-6/ Shingai Y, et.al., “Age-related decline in dopamine transporter in human brain using PET with a new radioligand [^{18}F]FE-PE2I” , Ann. Nucl. Med., 2014, Vol.28(3), p.220-6
・時間を区切ると脳が活性化／ https://www.nikkei.com/article/DGXNASDG0700O_X00C12A6CR0000/

第3章　脳がよろこぶ　脳活おりがみ【基本編】

●新しいものにチャレンジすることでボケない脳を作ろう　p58
・知的好奇心が強い人は、側頭頭頂部の萎縮が抑えられ記憶の定着がよくなる／ Taki Y., et.al., Human Brain Mapping, 2012, Vol.34(12), p.3347-53/Gruber M.J., et. al., Neuron, 2014, Vol.84(2), p.486-96
・言葉よりもイメージのほうが覚えやすい「画像優位性効果」／ Shepard, R. N.: “Recognition Memory for Words, Sentences and Pictures” , Journal of Verbal Learning & Verbal Behavior, Vol.6, No.1, pp.156-163, 1967
●簡単すぎず難しすぎないおりがみで脳活チャレンジ　p62
・人の脳は100%できるだとやる気がでない／ Atkinson, John William. “Motivational determinants of risk- taking behavior.” Psychological review64, Part16 (1957), p.359-72
●「できない」となったら「できる」ところまで戻る　p65
・『できない領域』ばかり行うより『できる領域』から始めると能力を伸ばせる／ Anders Ericson & Robert Pool,『Peak: Secrets from the New Science of Expertise』, Houghton Mifflin Harcourt, 2016

第4章　脳がよろこぶ　脳活おりがみ【アレンジ編】

●「あっ、新作ができた！」突然の発見が脳に快感を与える　p84
・小さな目標は前頭前野の前方を活性化／ Hosoda C., et.al., “Plastic frontal pole cortex structure related to individual persistence for goal achievement”, Commun. Biol., 2020, Vol.3(1):194
・ゴールに近づいていくと脳は快感に感じる「エンダウド・プログレス効果」／ Zhang, Y., & Huang, S.-C. “How endowed versus earned progress affects consumer goal commitment and motivation” , Journal of Consumer Research, 2010, Vol.37(4), p.641–654
・自分で選択できるとき幸福度が高まる／ 西村和雄, 八木匡,「幸福感と自己決定—日本における実証研究雨／ RIETI-独立行政法人経済産業研究所」2018
●おりがみで、もう「つまづかない」「時間に遅れない」　p88
・前外側前頭葉は成功確率を予測して最適な意思決定を行う／ Miyamoto K, Trudel N, Kamermans K, Lim MC, Lazari A, Verhagen L, Wittmann MK, Rushworth MFS. Identification and disruption of a neural mechanism for accumulating prospective metacognitive information prior to decision-making. Neuron. 2021 Apr 21;109(8):1396-1408.e7.
・ポジティブバイアス（楽観性）は加齢とともに強くなる／ Reed AE. & Carstensen LL. “The theory behind the age-related positivity effect” , Front. Psychol. 2012, Vol.3, Article 339
●「どれにしようか」と紙を選ぶだけで脳は幸せになる　p92
・複数のものから選ぶとドーパミンが分泌される／ Yun M. et.al. “Signal dynamics of midbrain dopamine neurons during economic decision-making in monkeys” Sci. Adv., 2020, Vol.6(27), eaba4962
・予想外の嬉しいことが起きるとドーパミンが出る／ Anselme P. & Robinson MJ. “What motivates gambling behavior? Insight into dopamine's role” Front. Behav. Neurosci. 2013, Vol.7:182

第5章　おりがみにプラスしたい脳にいい習慣

●おりがみを求めて新しい場所に行ってみよう　p122
・幸せな人ほど新しい場所に移動して海馬の活性が高い／ Heller AS, Shi TC, Ezie CEC, Reneau TR, Baez LM, Gibbons CJ, Hartley CA. Association between real-world experiential diversity and positive affect relates to hippocampal-striatal functional connectivity. Nat

Neurosci. 2020 Jul;23(7):800-804.
・場所を変えると記憶力が上がる／ Steven, M. Smith, Arthur Glenberg and Robert, A. Bjork, "Environmental context and human memory" Memory & Cognition, Vol.6(4), p.342-53, 1978
・90歳まで神経新生が起きる／ Moreno-Jiménez EP, et.al., "Adult hippocampal neurogenesis is abundant in neurologically healthy subjects and drops sharply in patients with Alzheimer's disease", Nat. Med., 2019, Vol.25(4), p.554-560
●若い頃好きだった音楽を聴きながらおりがみを折ろう　p126
・好きな音楽を聴くとドーパミンが分泌／ Ferreri L,et.al., "Dopamine modulates the reward experiences elicited by music", Proc. Natl. Acad. Sci. USA., 2019, Vol.116(9), p.3793-3798
・人は流行歌のうち24歳頃に流行った曲を好む／ Morris B. Holbrook and Robert M. Schindler (1989),"Some Exploratory Findings on the Development of Musical Tastes," Journal of Consumer Research, Vol.16, pp.119-124
・記憶のレミニセンスバンプ効果（10～30歳くらいまでの記憶を思い出しやすい）／ Galton, F. "Psychometric experiments", Brain, 1879, Vol.2(2), p149-162/ Jansari, A. & Parkin, AJ. "Things that go bump in your life: Explaining the reminiscence bump in autobiographical memory", Psychology and Aging, 1996, Vol.11, p.85-91. / Janssen, SMJ. et.al. "The reminiscence bump in autobiographical memory: Effects of age, gender, education, and culture", Memory, 2005, Vol.13(6), p.658-668
・親近効果（最近のことのほうがよく覚えている脳の性質）／ Anderson, NH. "Test of adaptation- level theory as an explanation of a recency effect in psychophysical integration", Journal of Experimental Psychology, 1971, Vol.87(1), p.57–63
・デュアルタスク（作業を2つ同時に行う）をすると認知症予防に効果がある／ Ali N, Tian H, Thabane L, Ma J, Wu H, Zhong Q, Gao Y, Sun C, Zhu Y, Wang T. The Effects of Dual-Task Training on Cognitive and Physical Functions in Older Adults with Cognitive Impairment; A Systematic Review and Meta-Analysis. J Prev Alzheimers Dis. 2022;9(2):359-370.
●夫婦でおりがみにチャレンジすると仲が良くなる　p130
・夫婦で新しいことにチャレンジすると仲がよくなる／ Aron A., et.al., "Couples' shared participation in novel and arousing activities and experienced relationship quality", J. Pers. Soc. Psychol., 2000, Vol.78(2), p.273-84
・吊り橋効果（緊張や恐怖を一緒に経験すると、それを乗り越えた体験が2人の仲を親密にさせる）／ Dutton D. G., Aron A. P. (1974). Some evidence for heightened sexual attraction under conditions of high anxiety. J. Pers. Soc. Psychol. 30 510–517
●たまにはバカ話をしながらおりがみを折ろう　p134
・ほとんど笑わない高齢者はほぼ毎日笑う人に比べて男性で2.1倍、女性で2.6倍認知症になるリスクが高い／大平 哲也 , 他「笑い・ユーモア療法による認知症の予防と改善」, 老年精神医学 , 2011, Vol.22(1), p.32-38
・笑わない人は、要介護状態になる確率が1.4倍高まる／ Tamada Y., et.al., "Does laughter predict onset of functional disability and mortality among older Japanese adults? the JAGES prospective cohort study", Journal of Epidemiology 2020
・笑うことは睡眠を改善／ Ko HJ., et.al., "The effects of laughter therapy on depression,cognition, and sleep among the community-dwelling elderly", Geriatr. Gerontol. Int., 2012, Vol. 11, p.267-274
・グリンパティックシステム／ Xie, L. et.al., "Sleep drives metabolite clearance from the adult brain", Science, Vol.342, p.373-77, 2013
・睡眠不足はβアミロイドを増やす／ Spira, Adam P., et. al., "Self-reported sleep and β -amyloid deposition in community-dwelling older adults" JAMA neurology, 2013, Vol. 70(12), p.1537-43
・睡眠時間は10歳毎に10分短くなる／睡眠の質は高齢になっても落ちない／ Boulos MI., et.al., "Normal polysomnography parameters in healthy adults: a systematic review and meta-analysis", Lancet Respir. Med., 2019, Vol.7(6), p.533-543
●子どもや孫、友達に教えて認知症のリスクを下げよう　p138
・ボランティアをすると認知機能アップ／ Carlson, Michelle C et al. "Evidence for neurocognitive plasticity in at-risk older adults: the experience corps program." The journals of gerontology. Series A, Biological sciences and medical sciences vol. 64,12(2009): 1275-82. doi:10.1093/gerona/glp117
・認知症になりやすいリスク12因子／ Livingston G, et al. : Dementia prevention, intervention, and care: 2020 report of the Lancet Commission. Lancet 2020; 396(10248): 413-446.
・ 孤独感情は認知症の発症リスクを2倍に高める / Akhter-Khan SC., et.al., "Associations of loneliness with risk of Alzheimer's disease dementia in the Framingham Heart Study", Alzheimers Dement., 2021, Vol.17(10), p.1619 - 1627
・社会的つながりがあるほど認知症のリスクが最大45%下がる／ Saito T., et.al., "Influence of social relationship domains and their combinations on incident dementia: a prospective cohort study", J. Epidemiol. Community Health, 2018, Vol.72(1), p.7-12
・加齢でオキシトシンは増える／ Zak PJ., et.al., "Oxytocin Release Increases With Age and Is Associated With Life Satisfaction and Prosocial Behaviors", Front. Behav. Neurosci., 2022, Vol.6, p.846234
・オキシトシンはドーパミン神経を活性化させる／ Hung, L. W., "Gating of social reward by oxytocin in the ventral tegmental area", Science, 2017, Vol.357, p.1406-1411 ／ Dölen, G., et.al., "Social re- ward requires coordinated activity of nucleus accumbens oxytocin and serotonin", Nature, 2013, Vol.501, p.179-184
・動物に話しかけるとオキシトシンが出る／ Marshall-Pescini S., et al., "The Role of Oxytocin in the Dog-Owner Relationship", Animals (Basel), 2019, Vol.9 (10), p.792
・60歳以上の3人に1人は家族以外の親しい友人がいない/内閣府「令和3年版高齢社会白書」
●疲れたら30分昼寝をしよう　p144
・30分の昼寝は認知症リスクが50%下がる／ Kitamura K., "Short daytime napping reduces the risk of cognitive decline in community-dwelling older adults: a 5-year longitudinal study", BMC Geriatr., 2021, Vol. 21(1), p.474
・昼寝を1時間以上する人は認知症になりやすい／ Li P, et.al., "Daytime napping and Alzheimer's dementia: A potential bidirectional relationship", Alzheimers Dement., 2022, doi: 10.1002/alz.12636
●感謝の手紙を書くと人生の満足度が上がる　p148
・手で書くことは脳の幅広い部分を活性化／ Asci, F. et al. "Handwriting Declines With Human Aging: A Machine Learning Study." Frontiers in aging neuroscience, 2022, Vol.14, 889930
・感謝の手紙を書くと人生の満足度が高まる／ Hosaka C. & Shiraiwa Y. "The effects of writing a gratitude letter on life satisfaction", Journal of Human Environmental Studies, Vol.19(1), 2021

著者紹介

伊達博充（だて・ひろみつ）

創作おりがみ作家・一級建築士。核建築設計事務所代表取締役。1938年、大阪市都島区生まれ、鹿児島市出身。鹿児島工業高等学校建築科、旭化成工業（現・旭化成）、大和ハウス工業などを経て、早稲田大学大隈講堂の設計者の佐藤武夫設計事務所（現・佐藤総合計画）に在籍。1966年に独立し、現在に至る。本業の傍ら東京青山「おりがみ倶楽部」を主宰し、創作おりがみでは、2021年「紙わざ大賞30」にて「牛」が、2023年「紙わざ大賞31」にて「闘牛」がそれぞれ入選している。

●東京青山「おりがみ倶楽部」
東京都渋谷区渋谷 1-1-10-803

監修者紹介

西剛志（にし・たけゆき）

脳科学者。1975年生まれ。鹿児島市出身。東京工業大学大学院生命情報専攻卒。博士号を取得後、特許庁を経て、2008年にうまくいく人とそうでない人の違いを研究する会社を設立。世界的に成功している人たちの脳科学的なノウハウや、才能を引き出す方法を展開し、企業から教育者、高齢者、主婦など含めてこれまで３万人以上に講演会を提供。テレビなどの各種メディア出演も多数。著書に『80歳でも脳が老化しない人がやっていること』（アスコム）、『１万人の才能を引き出してきた脳科学者が教える「やりたいこと」の見つけ方』（PHP研究所）などがある。著書は海外も含めて37万部を突破。

※本書で紹介する方法は個人差があり、また効果を約束するものではありません。もし、効果が出ないとしても決して無理はせず、他の方法を試すなどしてください。

脳《のう》科《か》学《がく》でわかった！
80歳《さい》からでも若返《わかがえ》る すごい脳活《のうかつ》おりがみ　〈検印省略〉

2024年　5　月 27　日　第　1　刷発行
2024年　12　月　7　日　第　10　刷発行

著　　者――伊達 博充（だて・ひろみつ）
監 修 者――西 剛志（にし・たけゆき）
発 行 者――田賀井 弘毅

発行所――株式会社あさ出版
〒171-0022 東京都豊島区南池袋 2-9-9 第一池袋ホワイトビル 6F
電　話　03 (3983) 3225 (販売)
　　　　03 (3983) 3227 (編集)
F A X　03 (3983) 3226
U R L　http://www.asa21.com/
E-mail　info@asa21.com
印刷・製本　萩原印刷 (株)

note　http://note.com/asapublishing/
facebook　http://www.facebook.com/asapublishing
X　http://twitter.com/asapublishing

ISBN978-4-86667-680-7 C0077